全国中等医药卫生职业教育"十二五"规划教材配套教学用书

药物应用护理
实验指导与同步训练

（供护理、助产、康复护理等专业用）

主　编　邹浩军（无锡卫生高等职业技术学校）

副主编　王育英（山东省青岛卫生学校）

　　　　林莉莉（无锡卫生高等职业技术学校）

　　　　周建辉（南阳医学高等专科学校）

编　委　（以姓氏笔画为序）

　　　　叶宝华（镇江卫生学校）

　　　　李　伟（哈尔滨市卫生学校）

　　　　邹艳萍（四川中医药高等专科学校）

　　　　张丽媛（西安市卫生学校）

　　　　段玉军（郑州市卫生学校）

　　　　詹沛晶（贵州省人民医院护士学校）

U0307789

中国中医药出版社
·北　京·

图书在版编目（CIP）数据

药物应用护理实验指导与同步训练/邹浩军主编 . —北京：中国中医药出版社，2013.8
(2017.1重印) 全国中等医药卫生职业教育"十二五"规划教材配套教学用书
ISBN 978 – 7 – 5132 – 1543 – 5

Ⅰ. ①药…　Ⅱ. ①邹…　Ⅲ. ①药物 – 应用 – 中等专业学校 – 教学参考资料
Ⅳ. ①R97

中国版本图书馆 CIP 数据核字（2013）第 141779 号

中 国 中 医 药 出 版 社 出 版
北京市朝阳区北三环东路 28 号易亨大厦 16 层
邮政编码　100013
传真　010 64405750
廊坊市三友印务装订有限公司印刷
各地新华书店经销

*

开本 787×1092　1/16　印张 8.375　彩插 0.25　字数 190 千字
2013 年 8 月第 1 版　2017 年 1 月第 3 次印刷
书　号　ISBN 978 – 7 – 5132 – 1543 – 5

*

定价　18.00 元
网址　www.cptcm.com

全国中等医药卫生职业教育"十二五"规划教材
专家指导委员会

前　言

　　"全国中等医药卫生职业教育'十二五'规划教材"由中国职业技术教育学会教材工作委员会中等医药卫生职业教育教材建设研究会组织，全国120余所高等和中等医药卫生院校及相关医院、医药企业联合编写，中国中医药出版社出版。主要供全国中等医药卫生职业学校护理、助产、药剂、医学检验技术、口腔修复工艺专业使用。

　　《国家中长期教育改革和发展规划纲要（2010－2020年）》中明确提出，要大力发展职业教育，并将职业教育纳入经济社会发展和产业发展规划，使之成为推动经济发展、促进就业、改善民生、解决"三农"问题的重要途径。中等职业教育旨在满足社会对高素质劳动者和技能型人才的需求，其教材是教学的依据，在人才培养上具有举足轻重的作用。为了更好地适应我国医药卫生体制改革，适应中等医药卫生职业教育的教学发展和需求，体现国家对中等职业教育的最新教学要求，突出中等医药卫生职业教育的特色，中国职业技术教育学会教材工作委员会中等医药卫生职业教育教材建设研究会精心组织并完成了系列教材的建设工作。

　　本系列教材采用了"政府指导、学会主办、院校联办、出版社协办"的建设机制。2011年，在教育部宏观指导下，成立了中国职业技术教育学会教材工作委员会中等医药卫生职业教育教材建设研究会，将办公室设在中国中医药出版社，于同年即开展了系列规划教材的规划、组织工作。通过广泛调研、全国范围内主编遴选，历时近2年的时间，经过主编会议、全体编委会议、定稿会议，在700多位编者的共同努力下，完成了5个专业61本规划教材的编写工作。

　　本系列教材具有以下特点：

　　1. 以学生为中心，强调以就业为导向、以能力为本位、以岗位需求为标准的原则，按照技能型、服务型高素质劳动者的培养目标进行编写，体现"工学结合"的人才培养模式。

　　2. 教材内容充分体现中等医药卫生职业教育的特色，以教育部新的教学指导意见为纲领，注重针对性、适用性以及实用性，贴近学生、贴近岗位、贴近社会，符合中职教学实际。

　　3. 强化质量意识、精品意识，从教材内容结构、知识点、规范化、标准化、编写技巧、语言文字等方面加以改革，具备"精品教材"特质。

　　4. 教材内容与教学大纲一致，教材内容涵盖资格考试全部内容及所有考试要求的知识点，注重满足学生获得"双证书"及相关工作岗位需求，以利于学生就业，突出中等医药卫生职业教育的要求。

　　5. 创新教材呈现形式，图文并茂，版式设计新颖、活泼，符合中职学生认知规律及特点，以利于增强学习兴趣。

　　6. 配有相应的教学大纲，指导教与学，相关内容可在中国中医药出版社网站

（www. cptcm. com）上进行下载。本系列教材在编写过程中得到了教育部、中国职业技术教育学会教材工作委员会有关领导以及各院校的大力支持和高度关注，我们衷心希望本系列规划教材能在相关课程的教学中发挥积极的作用，通过教学实践的检验不断改进和完善。敬请各教学单位、教学人员以及广大学生多提宝贵意见，以便再版时予以修正，使教材质量不断提升。

中等医药卫生职业教育教材建设研究会

中国中医药出版社

2013 年 7 月

编写说明

根据"全国中等职业教育教学改革创新工作会议"的精神，为适应我国中等医药卫生职业教育发展的需要，全面推进素质教育，培养 21 世纪技能型高素质劳动者，2012 年 10 月，在中国职业技术教育学会教材工作委员会中等医药卫生职业教育教材建设研究会规划和组织下，我们编写了中等医药卫生职业教育"十二五"规划教材《药物应用护理》及其配套教学用书《药物应用护理实验指导与同步训练》。

《药物应用护理实验指导与同步训练》适用于以初中毕业为起点的 3 年制中等医药卫生职业学校护理、助产和康复护理等专业的学生，也可作为护理工作者的参考用书。其他各专业也可选用，使用时可根据专业目标和课程要求作适当取舍。

本书以完成护理岗位典型工作任务为目标，在内容上分为实验指导和同步训练两部分。实验指导部分设计了 20 个动物实验、病例讨论及参观见习等实践活动，旨在帮助学生提高药物应用有关的实践能力和综合职业能力。同步训练部分对应理论教学的各章重点，以护士执业考试的 A、B 型题为主，也包含名词解释、简答题题型，使学生能结合药物应用护理"三基"的课堂教学，进行同步复习和训练，完成自我检测，实现过程性自评、反馈及矫正。

本书编写分工如下：邹浩军执笔实验一、三、四以及第一～七、十～十六、十九、三十五～四十一章的同步训练；林莉莉执笔实验二、五、六以及第三、四、二十一～二十四章的同步训练；张丽媛执笔实验七、九以及第五～七、十六章的同步训练；周建辉执笔实验八、十三、十七以及第八～十、十八、二十五、二十六、四十二章的同步训练；詹沛晶执笔实验十、十四、十五；李伟执笔实验十一、十二以及第十一～十四章的同步训练；邹艳萍执笔实验十六以及第十七、十九、二十、二十七章的同步训练；叶宝华执笔实验十八以及第二十八～三十一章的同步训练；王育英执笔实验二十以及第三十二～四十一章的同步训练；段玉军执笔实验十九。

感谢各位编者在繁忙的工作之余为本书付出的辛勤劳动！感谢各参编学校的领导和老师对本书编者给予的帮助！感谢使用本书的师生对其不足之处提出宝贵意见！

《药物应用护理实验指导与同步训练》

编委会

2013 年 7 月

目　录

第一部分　药物应用护理实验指导

实验一　药物的基本知识

【实训目的】

1. 初步知晓药品质量标准、药品管理法、处方管理办法、麻醉药品和精神药品管理条例等法律、法规。

2. 认识常用药物剂型及制剂。

3. 看懂药品说明书。

4. 了解处方的结构、规则，能正确理解处方和医嘱及其意义，便于今后根据医嘱执行用药护理。

【实训材料】

1. 《药典》、药事管理法规汇编。

2. 常见药物制剂 20 种以上（注射用粉针剂、注射剂、普通片剂、肠溶片、缓释片、咀嚼片、口服液、胶囊剂、泡腾片、冲剂、栓剂、凝胶剂、软膏、糖浆剂、酊剂、含漱剂、滴眼液、眼膏、滴鼻液、乳膏、贴膏、气雾剂等），大号托盘。

3. 处方、药品说明书、临床用药医嘱单各数份。

4. 校外连锁药店或校内模拟药房。

【实训过程】

（一）课前准备

请每位同学借助图书馆或网络查找药品质量标准和药品管理法，自带生活中曾用过的不同药物制剂及其药品说明书。

（二）实训任务 1：初步知晓药品质量标准和药品管理

1. 环节 1：学生分组讨论

（1）说说《中华人民共和国药典》的性质、意义和内容。

（2）国家食品药品监督管理局（FDA）药品标准有哪些？

（3）《处方药与非处方药分类管理办法》中的关键词、句有哪些？

（4）规定"国家基本药物"有何重要意义？

（5）特殊药品是指哪几类？麻醉药品、精神药品、毒性药品、放射药品、极量的定义是什么？

2. 环节 2：教师针对学生讨论，提炼有关药品质量标准和药品管理的要点

（1）质量标准　国家为了保证用药的安全有效，制定统一的药品标准或质量规格。药品标准是国家对药品的质量规格和检验方法等所作的技术规定，是药品在生产、供应、使用、检验和管理等环节共同遵循的法定依据。目前有以下两类。

①《中华人民共和国药典》。是由国家药典委员会制定的法规性文件，国务院药品监督管理部门颁布，是国家管理药品生产、供应、使用与检验的法定强制性标准。目前，我国《药典》分为一、二、三部。一部收载中药材和饮片、植物油脂和提取物、成方制剂和单味制剂等；二部收载化学药品、抗生素、生化药品、放射性药品以及药用辅料等；三部收载生物制品。

②国家食品药品监督管理局颁布的药品标准。包括药品卫生标准、中国生物制品规程和未收载入《药典》的药品标准等。

（2）药品管理

①处方药与非处方药分类管理。自 2000 年 1 月起，我国实行药品分类管理制度，国家颁布了《处方药与非处方药分类管理办法（试行）》，据此，药物可分为处方药和非处方药两大类。

处方药是指须凭执业医师或执业助理医师处方才可调配、购买和使用的药物。因零售、使用上的限制不同，将处方药分为：a. 须由医师使用或在医院由医师监控使用，患者不可自行用药，社会药店也不得零售的处方药。包括一类精神药品、麻醉药品和放射药品等。b. 须由医师、医疗技术人员使用，患者不可自行用药，社会药店可以零售的处方药。如一些注射用处方药。c. 患者可按处方或医嘱自行用药，社会药店可以零售的处方药，如口服抗菌药。

非处方药是指不需要凭执业医师或执业助理医师处方即可自行判断、购买和使用的药物。根据药物的安全性不同，将此类药物分成两类：a. 甲类非处方药：只能在具有"药品经营许可证"、配备执业药师或药师以上药剂人员的社会药店、医疗机构药房零售的非处方药。b. 乙类非处方药：可以在经过批准的普通零售商业企业零售的非处方药。根据"应用安全、疗效确切、质量稳定、使用方便"的原则，已遴选出非处方药 2883 种（含化学药品 549 种、中成药 2334 种）。

②国家基本药物制度。是指一个国家根据自己的国情，从临床各类药品中遴选出的疗效可靠、不良反应较轻、质量稳定、价格合理、使用方便的药品。自 1995 年起，我国已先后 4 次公布了我国基本药物品种，2012 年版的国家基本药物目录含 497 种药物。实施国家基本药物制度，可保障基本药物的生产和供应，同时，有效指导临床合理用药，杜绝药品滥用和浪费，是我国实行医疗保险制度和药品分类管理的基础。

③特殊药品管理。特殊药品包括麻醉药品、精神药品、毒性药品和放射药品，均属法定严格管理的药物。

麻醉药品是指连续应用后，易引起躯体依赖性的药物。包括阿片类、大麻类、合成麻醉药品类等。

精神药品是指能使中枢神经系统兴奋或抑制，连续使用后可产生精神依赖性的药物。根据引起人体依赖性的难易程度和危害程度，此类药物被分为两类：一类精神药品连续应用更易引起精神依赖，危害较大，如苯丙胺、咖啡因、司可巴比妥、强痛定、复方樟脑酊等；二类精神药品依赖性产生稍慢，如苯二氮䓬类、氨酚待因等。

毒性药品是指作用强、毒性大、极量与致死量较接近，超过极量即可危及生命的药物。如洋地黄毒苷、阿托品、水杨酸毒扁豆碱等。

放射药品是指在药物的分子内或制剂中含有放射性核素的药品。本类药物可放出射线用于医学诊断或治疗疾病，其生产、检验、使用应严格按《药品管理法》等有关规定办理。

（三）实训任务2：认识常用药物剂型及制剂

1. 环节1：学生摆放药品

请全班学生将自带的相同药物剂型归于指定的区域，并试着说出各种剂型的名称、使用方法，并识别其有效期或失效期。

2. 环节2：教师针对学生的摆放和说明，提炼有关药物制剂的要点

剂型是指为适应防病、治病的需要，将药物制成适合患者应用的最佳形式。良好的剂型可使药物发挥良好的疗效，不同剂型可能有不同的药理作用和起效速度。改变剂型可影响药物的疗效和不良反应。临床常用剂型如下。

（1）液体及半液体剂型

①溶液剂：是将药物溶于适宜溶剂中制成的澄清溶液，分为口服液和外用液。

②糖浆剂：是指含有药物的浓蔗糖水溶液，供口服使用。

③注射液：是将药物制成可注入体内的灭菌溶液、乳浊液或混悬液，也包括供临用前配成溶液或混悬液的无菌粉末和浓缩液。

④酊剂：是用规定浓度的乙醇浸出或溶解药物而制成的澄清液体制剂，也可用流浸膏稀释或溶解制成，供口服或外用。

此外，还有气雾剂、凝胶剂、滴眼剂、滴耳剂、滴鼻剂等。

（2）固体及半固体剂型

①片剂：是将药物与适宜的辅料按照一定的制剂技术压制而成的圆片状或异型片状的固体制剂，如包糖衣为糖衣片，包薄膜衣为薄膜衣片，对一些遇胃液易破坏或需要在肠内释放的药物可制成肠溶衣片。

②胶囊剂：是将药物或相关辅料填充于空心胶囊或密封于弹性软质胶囊中制成的固体制剂，分为硬胶囊剂、软胶囊剂、肠溶胶囊剂、缓释胶囊剂和控释胶囊剂等，供口服应用。

③软膏剂：是将药物与适宜的基质均匀混合制成的具有适当稠度的半固体外用制剂。

④颗粒剂：是将药物与适宜的辅料制成具有一定粒度的干燥颗粒状的制剂，分为可溶颗粒剂、泡腾颗粒剂、肠溶颗粒剂、缓释颗粒剂、控释颗粒剂等，供口服使用。

⑤膜剂：是指药物与适宜的成膜材料按一定的制剂技术制成的薄片状固体制剂，供口服或黏膜外用。

⑥软膏剂：是将药物与适宜的基质混合制成的具有一定稠度的半固体外用制剂，多用于皮肤、黏膜。将药物与适宜的基质制成的供眼用的灭菌软膏为眼膏剂。

⑦栓剂：是指药物与适宜基质混合制成的专供腔道给药的固体状外用制剂。

此外，还有丸剂、糊剂等。

（3）控释剂、缓释剂与新型制剂

①控释剂：是指能在预定的时间内自动以预定速度释放药物以达到长效作用的制剂。控释剂的血药浓度可较长时间恒定维持在有效浓度范围内。

②缓释剂：是指用药后能在较长时间内持续释放药物以达到延长药效目的的制剂。

目前，临床应用的新型制剂还有微型胶囊、脂质体、复合型乳剂、磁性药物制剂、固体分散物等。

（四）实训任务3：看懂药品说明书

1. 环节1：学生阅读药品说明书并分组讨论

（1）通过阅读药品说明书，得到该药哪些重要信息？

（2）谈谈药品说明书与药物应用护理的关系。

2. 环节2：教师针对学生的问题，提炼有关药品说明书的内容、含义和注意事项

（1）药品说明书的定义　药品说明书是载明药品重要信息的法定文件，是选用药品的法定指南。药品说明书能提供用药信息，是医务人员及患者了解药品的重要途径。说明书的规范程度与医疗质量密切相关。药品说明书须经国家食品药品监督管理局审批通过，任何人不得自行修改。

（2）药品说明书的内容　完整的西药说明书内容包括：［药品名称］、［成分］、［性状］、［适应证］、［规格］、［用法和用量］、［不良反应］、［禁忌］、［注意事项］、［孕妇及哺乳期妇女用药］、［儿童用药］、［老年用药］、［药物相互作用］、［药物过量］、［药理毒理］、［药代动力学］、［贮藏］、［包装］、［有效期］、［执行标准］、［批准文号］和［生产企业］等。有的药品说明书可能还在左上角标注核准日期、修改日期。

中成药说明书一般将［适应证］改为［功能主治］，并省略［孕妇及哺乳期妇女用药］、［儿童用药］、［老年用药］、［药物过量］、［药理毒理］、［药代动力学］。

（3）药品说明书的阅读和理解

①区别药品名称。药品名称包括通用名、化学名、曾用名（别名）、商品名（品牌名）、英文名和汉语拼音名等。

通用名即国际非专有名称，指在全世界都可通用的名称，如阿司匹林。任何药品说明书上都应标注通用名。一个药只有一个通用名，选购药品时一定要弄清药品的通用名。

商品名是生产厂家或企业为树立自己的形象和品牌给自己的产品注册的名称，以示区别。如阿司匹林为通用名，巴米尔为其商品名。

曾用名是指由于历史原因造成某药曾在一段时间使用过一个名称，后又统一改为现今的通用名，那个曾使用一段时间、人们已习惯的名称即称为曾用名或别名。例如，对乙酰氨基酚为通用名，扑热息痛为其曾用名，泰诺林、百服宁为其商品名。

②辨别药品剂量

a. 同一种药品有多种剂量规格。同一种药品，为了适合不同的年龄或不同的病情，往往制成不同的规格。如辛伐他汀片，尽管都是每盒 10 片，外包装也差不多，但有每片含药量5mg、10mg 的不同规格；又如阿托品注射剂有 0.5mg、1mg、5mg 和 10mg 4 种规格。

b. 不同剂量规格可能用途不同。一般来说，同一种药品含量规格不同，服用时只要注意换算服用量就行了，治病效果是一样的。但也有例外，含量规格不同，用途也不同。如每片 80mg 的阿司匹林，可用于防治心脑血管疾病，而每片 300mg 的片剂主要用于治疗风湿病。两种规格的制剂不能相互代替。再如，胃肠解痉用阿托品 0.5mg 的就足够了，用5mg、10mg 的可能引起中毒反应，但抢救有机磷中毒时就需要用大剂量的阿托品，用 0.5mg 的起不到治疗作用。

c. 识别药品的批号、有效期、失效期。药物的批号是药厂按照各批药品生产的日期而编排的号码。一般采用 6 位数字表示，前两位表示年份、中间两位表示月份、后两位表示日期，如某药的生产日期为 2013 年 2 月 18 日，则该药的批号是 130218。

药物的有效期是指在一定贮存条件下能够保持药品质量的期限。如某药品标明有效期为 2014 年 3 月，即表示该药可以使用至 2014 年 3 月 31 日。有的药物只标明有效期为两年，则可根据该药品的批号推算出其有效期限，如某药品的批号为 130218，则说明该药品可使用至 2015 年 2 月 17 日。

药物失效期是指药品在规定的贮存条件下质量开始下降，达不到原质量标准要求的时间期限。如某药品已标明其失效期为 2013 年 6 月，即表示该药只能用到 2013 年 5 月 31 日，2013 年 6 月 1 日起开始失效。

进口药多用英文表示，英文的失效期可以 Expirydate（Exp、date）、Expiration date、Expiring、Use－before 等表示；有效期可以用 Storage life、Stedilty、Validity 等表示，还有的国家对有些药品的有效期用 Use before 表示，如 Use before：Dec. 97 表示该药应在 1997 年 12 月之前使用。进口药的制造期和失效期的年、月、日排列顺序，各国习惯不同。例如，药品的失效期为 1999 年 3 月 31 日时，其不同的表示方法如下：①欧洲：采取日、月、年的排列顺序，即 Expiry date 31. Mar. 1999 或 31. 3. 1999；②美国：采取月、日、年的排列顺序，即 Expiry date Mar. 31. 1999 或 3. 31. 1999；③日本：采取年、月、日的排列顺序，即 Expiry date 1999. 3. 31。

（五）实训任务4：了解处方的结构、规则，能正确理解处方和医嘱及其意义，便于今后根据医嘱执行用药护理

1. 环节1：学生分组讨论

（1）什么是处方？处方规则及注意事项有哪些？

（2）正确理解医嘱及其意义，建立并强化正确执行医嘱的意识。

2. 环节2：教师针对学生讨论过程中的问题，提炼有关处方和医嘱的要点

（1）处方的概念及意义　处方是指由注册的医师（执业医师和执业助理医师）在诊疗活动中为患者开具的，由药师（取得药学专业技术职务任职资格的药学专业技术人员）审核、调配、核对，并作为患者用药凭证的医疗文书。处方包括医疗机构病区用药医嘱单。也就是说，医嘱单要按处方进行管理。

医嘱是由在本医疗机构拥有两证（医师资格证和执业证）和处方权的医师在医疗活动中下达的医学指令，是医师根据病情为患者拟定的有关各种检查、治疗、用药、护理的具体医疗方案。

处方和医嘱都具有法律意义，一旦出现用药差错事故，处方和医嘱可作为法律凭证。

各医疗机构根据本机构性质都有规范的医嘱制度，而护士的职责是及时、准确、严格遵照医嘱为患者实施各种治疗和护理。护士必须认真阅读写在医嘱本上或写在电脑上的医嘱内容，对有疑问的医嘱，查清后再执行。确认患者姓名、床号、药名、剂量、次数、用法和时间，填写各种执行卡，并根据执行卡内容"三查七对"。执行医嘱后，在医嘱执行单上签署执行时间和姓名。

（2）处方结构　处方标准由原卫生部统一制定，处方格式由省级卫生行政部门统一制定，处方由医疗机构按照规定的标准和格式印制。现行处方结构分为前记、正文、后记3部分。

①前记：记载医院名称、门诊或住院病历编号、处方编号、科别、患者姓名、性别、年龄及开写处方日期等。

②正文：包括拉丁缩写词 Rp（请取）、药物名称、剂型、规格、数量及用药方法等。药名必须使用通用名。

③后记：包括医生、药剂人员签字和盖章，以示负责。此外，还有药费或记账一项。

（3）处方颜色

①普通处方的印刷用纸为白色（彩图1）。

②急诊处方印刷用纸为淡黄色，右上角标注"急诊"字样（彩图2）。

③儿科处方印刷用纸为淡绿色，右上角标注"儿科"字样（彩图3）。

④麻醉药品和第一类精神药品处方印刷用纸为淡红色，右上角标注"麻"、"精一"字样（彩图4、彩图5）。

⑤第二类精神药品处方印刷用纸为白色，右上角标注"精二"字样（彩图6）。

（4）处方书写规则及注意事项

①处方必须在专用的处方笺上用黑色水笔书写。字迹清楚，不得涂改；如需修改，医师应当在修改处签名并注明修改日期。

②每张处方限于一名患者的用药。患者一般情况、临床诊断填写清晰、完整，并与病历记载相一致。患者年龄应当填写实足年龄，新生儿、婴幼儿写日、月龄，必要时要注明体重。

③西药和中成药可以分别开具处方，也可以开具一张处方，中药饮片应当单独开具处方。

④每张处方不得超过 5 种药品。处方中每一种药品应当另起一行，规格及数量写在药名后面，用药方法另起一行写在药名下面。若开写两种以上药物制剂时，应按主药和辅药的顺序来书写。

⑤药品名称应当使用规范的中文名称书写，没有中文名称的可以使用规范的英文名称书写；不得自行编制药品缩写名称或者使用代号；书写药品名称、剂量、规格、用法、用量要准确规范，药品用法可用规范的中文、英文、拉丁文或者缩写体书写，但不得使用"遵医嘱"、"自用"等含糊不清的字句。

⑥中药饮片处方的书写一般应按照"君、臣、佐、使"的顺序排列；调剂、煎煮的特殊要求注明在药品右上方，并加括号，如布包、先煎、后下等；对饮片的产地、炮制有特殊要求的，应当在药品名称之前写明。

⑦药品剂量与数量用阿拉伯数字书写，制剂浓度常用百分浓度表示，写在药物制剂名称后面。

⑧药品用法用量应当按照药品说明书规定的常规用法用量使用，一般不宜超过极量，特殊情况需要超量使用时，应当注明原因并再次签名，以示对患者的用药安全负责。处方中开写的药物总量一般以 3 日为宜，7 日为限，慢性病或特殊情况可适当增加。麻醉药品和毒性药品不得超过 1 日量，一类精神药品每处方不超过 3 日常用量，二类精神药品每处方不超过 7 日常用量。

⑨开具处方后的空白处画一斜线以示处方完毕。处方只限当日有效，过期需经医师更改日期并签字方能生效。

⑩处方中计量单位应使用法定剂量单位：重量以克（g）、毫克（mg）、微克（μg）、纳克（ng）为单位；容量以升（L）、毫升（ml）为单位；国际单位（IU）、单位（U）；中药饮片以克（g）为单位。固体或半固体药物以克（g）为单位、液体以毫升（ml）为单位的，在开写处方时可省略"g"或"ml"字样。片剂、丸剂、胶囊剂、颗粒剂分别以片、丸、粒、袋为单位；溶液剂以支、瓶为单位；软膏及乳膏剂以支、盒为单位；注射剂以支、瓶为单位，应当注明含量；中药饮片以剂为单位。

⑪用法：常用拉丁缩写词表示（表1-1）。

表 1 - 1　常用处方拉丁缩写词

缩写词	中文	缩写词	中文
ad	加至	b. i. d.	每日两次
a. m.	上午	t. i. d.	每日 3 次
p. m.	下午	q. i. d.	每日 4 次
a. c.	饭前	q. h	每小时
p. c.	饭后	q. 6h	每 6 小时
p. o. 或 o. s.	口服	q. 2d	每 2 日 1 次
i. h.	皮下注射	pr. dos	顿服，一次量
i. m.	肌内注射	p. r. n.	必要时
i. v.	静脉注射	s. o. s.	需要时
i. v. gtt	静脉滴注	stat!	立即
h. s.	睡时	cito!	急速地
q. n	每晚	Rp.	取
q. d	每日 1 次	co.	复方
p. t. c.	皮试后	sig. 或 s	用法
t. c. s	敏感性皮肤试验		

【实训结果】

1. 任意选择两种不同药品完成下表

通用名	化学名	英文名	是否 OTC	剂型	规格	常用量	主要临床用途	主要不良反应	用药护理原则

2. 完成下列填空

（1）药品名称中，最重要的名称是药品的＿＿＿＿＿名。

（2）"有效期：2014 年 12 月"表示该药可用到＿＿＿＿年＿＿＿＿月＿＿＿＿日，"失效期：2012 年 12 月"表示该药可用到＿＿＿＿年＿＿＿＿月＿＿＿＿日，"Use before：Dec. 2012"表示该药可用到＿＿＿＿年＿＿＿＿月＿＿＿＿日，"生产批号：20110503；有效期：3 年"表示该药可用到＿＿＿＿年＿＿＿＿月＿＿＿＿日。

（3）"［贮藏］阴凉处"通常是指在＿＿＿＿℃以下贮藏。

实验二 药物的体外配伍禁忌和药物溶解性实验

一、药物体外配伍禁忌

【实验目的】

观察两种或两种以上的药物体外配伍时可能产生的配伍禁忌；了解药物体外配伍禁忌对护理工作的意义。

【实验材料】

液体石蜡、注射用水、水合氯醛、樟脑、青霉素 G 钾溶液、盐酸异丙嗪注射液，试管架、试管、1ml 注射器、药匙等。

【实验方法】

取试管一支，将药物 1 加入试管中，再加入药物 2，轻轻摇晃混匀，观察两药混合后发生的反应。

【实验结果】

编号	药物 1	药物 2	配伍现象
1	液体石蜡 3ml	注射用水 3ml	
2	水合氯醛 2g	樟脑 2g	
3	青霉素 G 钾溶液 1ml	盐酸异丙嗪注射液 1ml	

【讨论】

【结论】

二、药物溶解性实验

【实验目的】

观察红霉素在不同溶媒中的溶解性，认识正确选择溶媒的重要性。

【实验材料】

乳糖酸红霉素粉针剂 3 瓶（每瓶 0.3g），0.9% 氯化钠注射液，5% 葡萄糖溶液，注射用水，5ml 注射器。

【实验方法】

将乳糖酸红霉素粉针剂编号，然后将 0.9% 氯化钠溶液、5% 葡萄糖溶液、注射用水各 5ml，分别加入甲、乙、丙 3 瓶内。充分摇动，观察有何区别。

【实验结果】

编号	溶媒	溶解情况
甲	0.9% 氯化钠注射液	
乙	5% 葡萄糖溶液	
丙	注射用水	

【讨论】

【结论】

实验三 常用动物的捉持方法和给药方法

【实验目的】

1. 掌握小鼠的捉拿和腹腔注射给药法，熟悉家兔的捉拿和耳缘静脉注射给药法。
2. 了解小鼠和家兔其他给药法；了解大鼠、豚鼠、猫、狗、蛙、蟾蜍、猴的捉拿和给药法。

【实验材料】

小鼠 3~4 只，家兔 2 只，0.9% 氯化钠溶液，教学录像，鼠笼，天平，婴儿磅秤，1ml（配 5 号针头）、2ml 注射器（配 6 号针头）。

【实验方法】

（一）教学录像示教

小鼠、家兔、大鼠、豚鼠、猫、狗、蛙、蟾蜍、猴等的捉拿和给药法。

（二）老师示范

1. 捉拿小鼠及小鼠腹腔注射给药。
2. 捉拿家兔及家兔耳缘静脉注射给药

（三）学生实训

1. **捉拿小鼠** 以右手提鼠尾，将小鼠放于鼠笼盖或其他粗糙面上，将鼠尾向后轻拉，在小鼠向前爬行时，迅速以左手拇指及食指的指腹前部捏其双耳及头颈部皮肤，再用无名指、小指将其尾部压在左掌，这样便可将小鼠完全固定，并可保持头颈部平直（彩图 7）。

2. **小鼠腹腔注射给药** 以左手固定小鼠，使腹部在上面，头部下倾，右手持注射器，从其一侧（左侧或右侧均可）后腿根部与腹壁成 45°角刺入皮下，并向其头端推进针头的 2/3 刺入腹腔（彩图 8）。此时应有落空感，回抽无物，即可推入药液（0.9% 氯化钠溶液）。注射量一般为每次 0.1~0.2ml/10g，每只不超过 0.5ml。

3. **捉拿家兔** 用一手抓住家兔颈背部皮肤，将兔提起，另一手托其臀部，使兔呈坐位姿势（彩图 9）。不宜单手抓提其双耳、四肢或腰部，以免造成这些部位的损伤。

4. **家兔耳缘静脉注射给药** 将家兔置固定箱内，剪去耳壳外缘的毛，选择一条比较明显的耳缘静脉，用酒精棉球涂擦皮肤，使血管显露。用左手拇指和中指捏住兔的耳尖，以食指垫在兔耳拟进针部位的下面，右手持注射器，从近耳尖处将针头刺入血管（彩图 10）。如见到针头确在血管内，即以左手将针头固定在兔耳上，将药液推入。推注时如有阻力，局部出现肿胀，表明针头不在血管内，应立即拔针重新穿刺。家兔的静脉注射量，一般药液为 0.2~2.0ml/kg，等渗药液可达 10ml/kg。试以 0.9% 氯化钠溶液进行练习。

【实验结果及考核】

内容	操作要点	分值	得分
小鼠捉拿	捉鼠尾，将小鼠从鼠笼中取出	10	
	将小鼠放于笼盖等粗糙面	10	
	用拇指和食指捏住小鼠双耳及头颈部皮肤	10	
	使小鼠腹部向上平卧于掌心，以无名指或小指压住鼠尾并将其固定于手中（若两位同学配合操作，捉拿的同学应使小鼠腹部向对面，拉直鼠尾使小鼠身体固定于手中，便于注射）	10	
小鼠腹腔注射	正确握持注射器，针头斜面向上	10	
	进针位置在下腹部一侧（若两位同学配合操作，注射的同学应左手拉开小鼠同侧后肢，使腹部皮肤较为紧绷，便于进针）	14	
	进针角度与腹壁呈 45° 角	13	
	进针方向朝向小鼠的头端	13	
	注射药量约每次 0.1ml/10g，每只小鼠不超过 0.5ml	10	

【注意事项】

小鼠腹腔注射进针部位不宜过高、针头刺入不宜过深，以免伤及内脏。

实验四　给药剂量对药物作用的影响

【实验目的】

1. 观察药物在不同剂量时对药物作用的影响。
2. 学会小鼠的捉持和腹腔注射给药法。

【实验材料】

小鼠 3 只，0.2%、0.4%、0.8% 戊巴比妥钠溶液（或 0.2%、2%、4% 苯甲酸钠咖啡因溶液），鼠笼或 1000ml 大烧杯，天平，1ml 注射器 3 支（配 5 号针头）。

【实验方法】

1. 取小鼠 3 只，称重，编号，分为 3 组，放入鼠笼或大烧杯中。
2. 观察并记录 3 组小鼠的正常活动情况。
3. 按 0.1ml/10g 的剂量，3 组小鼠分别腹腔注射等量的、不同浓度的戊巴比妥钠（或苯甲酸钠咖啡因）溶液。
4. 将给药后的小鼠放回鼠笼或大烧杯中，观察给药后小鼠活动情况，记录药物作用的现象和产生作用的时间。

【实验结果】

鼠号	体重	药量	用药后反应	发生时间
1 号				
2 号				
3 号				

【讨论】

【结论】

实验五 给药途径对药物作用的影响

【实验目的】

1. 观察不同的给药途径对药物作用的影响。

2. 练习家兔的捕持和耳缘静脉注射法和肌内注射法。

【实验材料】

家兔 2 只，5% 硫酸镁注射液，磅秤、5ml 注射器（配 5 号针头和 7 号针头各 1 个）。

【实验方法】

1. 取家兔 2 只，编号，称重，观察并记录两家兔的正常活动情况。

2. 甲兔按 3.5ml/kg 的剂量耳缘静脉注射 5% 硫酸镁注射液，乙兔按 3.5ml/kg 的剂量肌内注射 5% 硫酸镁注射液。

3. 将给药后的家兔置于笼中，观察给药后两兔的呼吸、肌张力和竖耳情况，记录反应现象和发生时间，比较两兔反应的程度和发生的快慢。

【实验结果】

家兔	体重	药量	用药后反应	发生时间
甲				
乙				

【讨论】

【结论】

实验六　静脉给药速度对药物作用的影响

【实验目的】

观察不同静脉注射速度对家兔的影响。

【实验材料】

家兔2只，5%氯化钙注射液，磅秤、家兔固定器、酒精棉球、20ml注射器（配7号针头1个和婴儿头皮输液针头）。

【实验方法】

1. 取家兔2只，称重，观察家兔正常活动，特别是呼吸、心跳和肌张力。

2. 由耳缘静脉注射5%氯化钙注射液5ml/kg，甲兔快速静脉注射（5~10秒钟内推完），乙兔缓慢静脉注射（4~5分钟内推完）。

3. 观察甲乙两只家兔活动、呼吸、心跳有何变化，注意是否有心脏停搏。

【实验结果】

编号	体重	给药前家兔情况	给药剂量	给药速度	用药后家兔反应
甲					
乙					

【讨论】

【结论】

实验七 传出神经系统药物对瞳孔的影响

【实验目的】

1. 观察毒扁豆碱、毛果芸香碱、阿托品和去氧肾上腺素对瞳孔的作用，并联系其用药护理。

2. 练习家兔的捉拿、滴眼和测瞳方法。

【实验材料】

家兔 2 只（体重 2 ~ 3kg，雌雄均可），0.5% 水杨酸毒扁豆碱溶液、1% 硝酸毛果芸香碱、1% 硫酸阿托品溶液和 1% 盐酸去氧肾上腺素溶液，兔固定器、剪刀和测瞳尺各 1 把、手电筒 1 支、眼科滴管 4 支。

【实验方法】

1. 取正常家兔 2 只，编号标记，放入兔固定箱，剪去眼睫毛后，用测瞳尺测量正常瞳孔直径（以 mm 计）。用手电筒照射兔眼，观察瞳孔对光反射（瞳孔随光照而缩小为对光反射阳性，否则为阴性）。

2. 按表中安排给兔眼滴药各 3 滴：①甲兔：左眼滴入 1% 硫酸阿托品溶液，右眼滴入 1% 硝酸毛果芸香碱溶液。②乙兔：左眼滴入 1% 盐酸去氧肾上腺素溶液，右眼滴入 0.5% 水杨酸毒扁豆碱溶液。③待滴毛果芸香碱及毒扁豆碱溶液的眼的瞳孔已缩小，再分别滴入 1% 硫酸阿托品溶液及 1% 盐酸去氧肾上腺素溶液。

滴药时用手将下眼睑拉开成杯状，用中指按住鼻泪管，让药液停留 1 分钟后放开下眼睑，以免药物溢出过多影响作用。

3. 计时。15 分钟后，在同样光照条件下，观察、测量并记录两侧瞳孔大小及对光反射情况。将实验结果整理填入表内。

【实验结果】

兔号	眼睛	药物	瞳孔直径（mm）		对光反射	
			给药前	给药后	给药前	给药后
甲	左	1%阿托品				
	右	1%毛果芸香碱				
	右	15 分钟后再滴阿托品				
乙	左	1%去氧肾上腺素				
	右	0.5%毒扁豆碱				
	右	15 分钟后再滴去氧肾上腺素				

【注意事项】

两次测量瞳孔尽量保持自然光照强度和照射角度一致。

【讨论】

【结论】

实验八 传出神经系统药物对血压的影响

一、家兔实验法

【实验目的】

1. 观察传出神经系统药物对麻醉家兔动脉血压的影响以及肾上腺素受体阻断剂对拟肾上腺素药升压作用的影响。

2. 了解动脉插管测量动脉血压的实验方法。

【实验材料】

家兔 1 只（雌雄不限），20%乌拉坦，肝素 1000μ/ml，0.9%氯化钠溶液，0.1mg/ml 肾上腺素，0.1mg/ml 去甲肾上腺素，0.05mg/ml 异丙肾上腺素，10mg/ml 酚妥拉明，电脑（BL－420E 生物信号处理系统），压力换能器 1 个，塑料三通管 2 个，螺旋夹 1 个，家兔手术台，手术剪刀 1 把，手术刀 1 把，弯头止血钳 2 把，直尖止血钳 4 把，眼科小剪刀 1 把，眼科小镊子 1 把，动脉套管 1 个，小动脉夹 2 个，气管插管 1 个，头皮静脉注射针头，注射器，棉线，药棉，纱布。

【实验方法】

1. 取家兔一只，称重，用 20% 乌拉坦 5ml/kg 的剂量耳缘静脉注射，将麻醉后家兔仰卧于兔手术台上，固定其四肢、门齿。

2. 将压力换能器上连接的三通管用 0.05% 肝素溶液充满，并排除里面的空气，关闭三通管与压力换能器的联通。

3. 手术：剪去颈部兔毛，在颈部做长约 3～4cm 正中切口，分离出气管，在气管一侧分离一侧颈总动脉，在动脉下穿两根线，远心端结扎，在相距 2～3cm 的近心端放置动脉夹阻断血流，用眼科剪在动脉上剪一"V"形口，将连有压力换能器的动脉套管插入"V"形口中，用线结扎。检查后，打开三通管与压力换能器的联通，以备描记血压。

4. 建立兔耳缘静脉通道，以备给药。描记一段正常血压后，开始给药。

5. 给药并观察血压变化。

（1）观察拟肾上腺素药物对血压的影响：0.1mg/ml 肾上腺素 0.1ml/kg；0.1mg/ml 去甲肾上腺素 0.1ml/kg；0.05mg/ml 异丙肾上腺素 0.1ml/kg。

（2）观察应用 α 受体阻断剂（酚妥拉明）后上述 3 种拟肾上腺素药对血压的影响：10mg/ml 酚妥拉明 0.2ml/kg 缓慢推入，用药 2～5 分钟后再重复推入第一组 3 种拟肾上腺素药。

【实验结果】

1. 正常动脉血压曲线及用药后家兔动脉血压的变化曲线图。

2. 传出神经系统药物对麻醉家兔动脉血压的影响

静注药物	药量（ml）	收缩压（mmHg）		舒张压（mmHg）		平均动脉压
		用药前	用药后	用药前	用药后	
肾上腺素						
去甲肾上腺素						
异丙肾上腺素						
酚妥拉明						
肾上腺素						
去甲肾上腺素						
异丙肾上腺素						

【注意事项】

1. 分离颈总动脉时，注意有迷走神经伴行，应将其与颈总动脉分离。

2. 本实验用家兔进行，因种属差异，可能有些结果不很典型。

3. 每次给药后用0.9%氯化钠溶液0.5ml将药液冲入静脉内。

4. 为避免血栓形成，所建静脉通道不给药时应连续、缓慢地静滴0.9%氯化钠溶液。

【讨论】

【结论】

二、仿真模拟实验法

【实验目的】

观察传出神经系统药物对麻醉家兔动脉血压的影响以及肾上腺素受体阻断剂对拟肾上腺素药升压作用的影响。

【实验材料】

投影仪和电脑多媒体教学设备，仿真教学软件。

【实验方法】

教师示范、讲解，学生分组模拟，观察给予拟肾上腺素药物后血压的变化，待血压出现明显变化后，给予肾上腺素受体阻断剂，再观察血压的变化。

【实验结果】

描记血压曲线，并注明所用药物的起始部位、剂量、血压升降幅度值。

【讨论】

【结论】

实验九　有机磷酸酯类中毒及其解救

【实验目的】

1. 观察有机磷酸酯类中毒的症状。
2. 比较阿托品与解磷定的解救效果及其用药护理。

【实验材料】

家兔3只（体重2～3kg，雌雄均可），5%敌百虫溶液、0.1%硫酸阿托品、2.5%氯解磷定注射液，磅秤1台，兔固定器1台，2ml注射器1支、5ml注射器1支、10ml注射器2支，测瞳尺1把，75%酒精棉。

【实验方法】

1. 取家兔3只，分别称重、标记，观察并记录各兔的活动情况、呼吸频率、瞳孔大小、唾液分泌、肌紧张度、大小便次数及粪便形态等。
2. 将家兔放于固定器中，分别由耳缘静脉给各兔注射5%敌百虫溶液2ml/kg，观察上述指标变化情况（若给药20分钟后无任何中毒症状，可再追加0.5ml/kg），并详细记录。
3. 等中毒症状明显时，甲兔由耳缘静脉注射0.1%硫酸阿托品注射液1ml/kg，乙兔由耳缘静脉注射 2.5% 氯解磷定注射液 2ml/kg，丙兔由耳缘静脉注射 0.1% 硫酸阿托品注射液 1ml/kg 和 2.5% 碘解磷定注射液 2ml/kg。观察并记录上述各项指标的变化情况，并比较 3 只家兔表现的区别。

【实验结果】

兔号	体重 （kg）	药物	活动 情况	呼吸频率 （次/分）	瞳孔直径 （mm）	唾液 分泌	大小便 情况	有无肌 震颤
甲		给药前						
		给 5% 敌百虫后						
		给 0.1% 硫酸阿托品						
乙		给药前						
		给 5% 敌百虫后						
		给 2.5% 解磷定						
丙		给药前						
		给 5% 敌百虫后						
		给阿托品和解磷定						

【注意】

1. 有机磷为有毒农药，实验中请注意自身防护，避免污染。
2. 本实验可用影视材料代替。

【讨论】

【结论】

实验十　普鲁卡因和丁卡因的表面麻醉作用比较

【实验目的】

1. 观察普鲁卡因和丁卡因的麻醉作用特点，并联系其用药护理。

2. 学会家兔滴眼给药法

【实验材料】

家兔 1 只，1%普鲁卡因溶液、1%丁卡因溶液，粗剪刀、滴眼瓶、兔固定箱。

【实验方法】

1. 取两眼正常的家兔 1 只，放入兔固定箱。

2. 剪去家兔两眼睫毛，剪下一段兔须触及兔眼角膜，试验正常的角膜反射。触及部位可按时钟 2 点、4 点、6 点、8 点、10 点、12 点的方位刺激 6 个点，雯眼反射全部阳性记为 6/6，全部阴性记为 0/6，以此类推。

3. 用拇指和食指将兔眼拉成杯状，用中指压住鼻泪管，分别在两眼滴普鲁卡因、丁卡因溶液各 2 滴。轻轻揉动眼睑，使药液和角膜充分接触，并存留 1 分钟，放手任其自溢。计时。

4. 滴药后 5 分钟、10 分钟、15 分钟、20 分钟各测试雯眼反射 1 次，并观察角膜有无充血等反应。记录结果，并作分析。

【实验结果】

兔眼	滴入药物	滴药前	滴药后 5min	滴药后 10min	滴药后 15min	滴药后 20min
左眼	1%普鲁卡因					
右眼	1%丁卡因					

【注意事项】

1. 滴眼时必须压住鼻泪管，以免药液漏进鼻腔而发生中毒。

2. 用于刺激角膜的兔须不宜太硬。实验中应使用同一兔须，且触力应均等。

【讨论】

【结论】

实验十一 地西泮的抗惊厥作用

【实验目的】

观察地西泮的抗惊厥作用，联系其临床应用。

【实验材料】

小白鼠2只，0.5%地西泮溶液、2.5%尼可刹米溶液、0.9%氯化钠注射液，天平1台、1ml注射器3支、大烧杯。

【实验方法】

1. 取小鼠2只，称重，标记，放入大烧杯中。

2. 观察并记录两组小鼠的正常活动情况。

3. 甲鼠腹腔注射0.5%地西泮溶液0.1ml/10g，乙鼠腹腔注射0.9%氯化钠注射液。计时。

4. 待20分钟后，分别给两鼠腹腔注射2.5%尼可刹米溶液0.2~0.3ml/10g，观察两鼠有无反应（尾巴、肌张力、步态、呼吸等），并记录反应出现的速度和程度有何不同。

【实验结果】

鼠号	体重（g）	药物	剂量（ml）	用药前表现	用药后反应
甲		0.5%地西泮溶液			
乙		0.9%氯化钠注射液			

【讨论】

【结论】

实验十二 尼可刹米对吗啡呼吸抑制的解救

一、家兔实验法

【实验目的】

观察尼可刹米对吗啡所致的呼吸抑制的解救作用。

【实验材料】

家兔，1%盐酸吗啡溶液、5%尼可刹米溶液，兔固定箱、婴儿秤、橡皮管、记纹鼓、万能杠杆、双凹夹、玛利氏气鼓、玻璃罩、Y形玻璃管、描笔、注射器（5ml、10ml）、胶布。

【实验方法】

1. 取家兔1只，称重，放入兔固定器内。

2. 用带有橡皮膜的玻璃罩，将兔的口鼻罩住，玻璃罩的下端连接Y形玻璃管，管口一端的橡皮管与马利氏气鼓相连，另一端的橡皮管与外界通气，以供家兔呼吸，并用双凹夹调节通气量，开始描记正常呼吸并注意观察。

3. 描记一段正常呼吸曲线后，由耳静脉注射1%盐酸吗啡溶液1～2ml/kg。继续记录呼吸曲线，当呼吸明显抑制时，立即由耳静脉缓慢注射5%尼可刹米溶液1ml/kg，记录呼吸曲线的变化情况。

【实验结果】

描记呼吸曲线，并注明所用药物的起始部位、剂量。

【注意事项】

1. 用双凹夹适当调节通气量，待呼吸平稳后开始记录呼吸曲线。
2. 吗啡的注射速度应根据呼吸情况调节，宜先快后慢。
3. 尼可刹米的注射速度必须缓慢，否则会引起家兔惊厥。

【讨论】

【结论】

二、仿真模拟实验法

【实验目的】

观察尼可刹米对吗啡所致的呼吸抑制的解救作用。

【实验材料】

投影仪和电脑多媒体教学设备，仿真教学软件。

【实验方法】

1. 教师利用仿真教学软件示范、讲解。
2. 学生利用仿真教学软件分组模拟，重点观察：①静脉注射吗啡后呼吸频率及幅度变化；②呼吸频率明显减慢、幅度明显降低时，静脉注射尼可刹米后呼吸的变化。

【实验结果】

描记呼吸曲线，并注明所用药物的起始部位、剂量、呼吸频率和幅度值。

【讨论】

【结论】

实验十三　心血管系统药物用药护理实训

【实训目的】

熟悉高血压、心绞痛、充血性心力衰竭的用药护理，具备初步的用药指导能力。

【实训材料】

有关抗高血压药、抗心绞痛药、抗充血性心力衰竭药的药品说明书若干份，有关的临床病例若干份，考核评价表等。

（一）高血压案例

案例一　某患者，男，52 岁，公务员。体型偏胖，平素身体健康，无任何不适，在单位体检过程中查出血压偏高，BP：150/95mmHg，其余一切正常。既往无疾病，吸烟史 10 年。现比较紧张焦虑，前往医院就诊。

案例二　某患者，男，55 岁。高血压病史近 20 年，血压最高达 220/125mmHg，无明显症状，未规律用药，否认其他病史。患者由于经济状况不佳，断断续续使用一些中草药和尼群地平、硝苯地平等药物，血压忽高忽低。

查体：血压 185/115mmHg。心电图：左心室高电压，提示心肌肥厚；心脏超声：左心室舒张功能减退，左房（LA）37mm，室间隔（IVS）13mm，后壁（PW）11mm，符合高血压左心室肥厚改变。尿常规（－）。血脂、血糖均在正常范围内。

临床诊断：Ⅱ级高血压。

案例三　李某，49 岁，警察。有高血压病史 15 年，平时测血压最高时达 200/120mmHg，医生建议服用硝苯地平、卡托普利等药物。因忙于工作，患者未能坚持规律长期用药。一次在执行完任务后，和同事们去唱歌，高歌一曲后，突然感到一阵剧烈头痛，喷射性呕吐，全身冷汗。同事们急忙呼叫 120 送往医院抢救。查体：血压 215/135mmHg，神志清醒，神情倦怠，言语欠流畅，四肢瘫软，末梢循环和皮肤弹性尚好，双眼球结膜水肿，双侧瞳孔缩小。已在 120 急救车上静脉推注速尿和 20% 甘露醇 250ml。

临床诊断：高血压脑病。

（二）心绞痛案例

案例一　某患者，男，58 岁。患高血压性心脏病数年，有时因激动或过劳而发生心绞痛，最初经休息后尚可自行缓解，几天后心绞痛加重并伴有心律失常。

案例二　刘某，女，60 岁。高血压病史近 10 年，血压最高达 180/125mmHg，偶有头疼症状，一直坚持口服卡托普利、氢氯噻嗪治疗，血压基本控制在正常水平。近期经常劳累后出现轻微的胸闷，但一直未治疗。1 天前因过度劳累后胸痛发作而出现短暂的意识丧失，急诊入院。诊断为缺血性心脏病、劳累性心绞痛。给予硝酸甘油、硝酸异山梨酯、普萘洛尔、卡托普利治疗后症状得以缓解。

（三）充血性心力衰竭案例

案例一 张某，男，50岁。因"反复胸闷、喘憋3年，加重5天"入院。患者3年前发热后出现胸闷、喘憋，活动时加重，休息后减轻，并逐渐出现双下肢、颜面部水肿。5天前因登山后感胸闷、乏力伴心悸并逐渐加重入院。诊断：扩张型心肌病、充血性心力衰竭。给予地高辛、单硝酸异山梨酯、卡托普利及氢氯噻嗪治疗，症状有所缓解。

案例二 周某，女，58岁。因风湿性心脏病给予地高辛0.5mg/d，连续治疗1个月后，病情好转，但患者出现恶心呕吐、黄视等症状。心电图：P-P间期和P-R间期延长；地高辛血药浓度为3.2ng/ml。

【实训方法】

学生课前收集临床常用的抗高血压药、抗心绞痛药、抗充血性心力衰竭药的药品说明书，学生对有关的药品说明书进行分类，并结合药品说明书和教材内容，分组讨论临床常用药的特点、不良反应、用药护理及指导。

首先，学生以组为单位，根据用药案例，讨论分析。

（一）高血压案例讨论

1. 案例一讨论

（1）请给予初步护理诊断。

（2）分析应选用哪些常用药进行合理治疗和用药护理及指导。

2. 案例二讨论

（1）该患者最好选用哪种降压药？

（2）说明此类药物的特点、不良反应，并给予用药护理及指导。

3. 案例三讨论

（1）对该患者应给予何种抗高血压药抢救？

（2）应用本类药物应如何做好用药护理及指导。

（二）心绞痛案例讨论

1. 案例一讨论

（1）对该患者应给予哪几种药物治疗较为合理？为什么？

（2）说明这几种药物联合用药时的护理需注意哪些方面？

2. 案例二讨论

（1）对该患者选用上述药物治疗的理论依据是什么？

（2）上述药物治疗时可能出现何种不良反应？应如何做好用药护理？

（三）充血性心力衰竭案例讨论

1. 案例一讨论

（1）充血性心力衰竭选用上述药物的理论依据是什么？

（2）选用上述药物时应如何做好用药护理？

2. 案例二讨论

（1）试对该患者作出护理诊断。

（2）阐述对该患者的护理措施。

然后，每组推选 1~2 名同学代表发言，其他各组同学可进行提问。

【实训结果】

教师讲评、总结，并根据学生参与讨论的情况，依据考核评价表给予评分。

实验十四 硫酸镁中毒的解救

【实验目的】

观察硫酸镁急性中毒时的表现及钙盐的解救效应，并理解其临床意义。

【实验材料】

家兔 1 只，10% 硫酸镁溶液、5% 氯化钙溶液，5ml 注射器及 10ml 注射器各 1 支（附小儿头皮针）、婴儿秤、干棉球、酒精棉球。

【实验方法】

1. 取家兔 1 只，称重，观察正常活动及肌张力情况。

2. 由兔耳缘静脉缓慢注射 10% 硫酸镁溶液 2ml/kg，注意观察家兔的表现，当家兔行动困难、低头卧倒时，立即由耳缘静脉注射 5% 氯化钙溶液 4~8ml，直至四肢立起为止。

【实验结果】

动物	体重（kg）	用药前		用硫酸镁后		用氯化钙后	
		活动	肌张力	活动	肌张力	活动	肌张力
家兔							

【注意事项】

1. 静脉注射钙盐要慢，否则会引起心脏停搏。
2. 抢救后可能再次出现麻痹，应再次给予钙盐。

【讨论】

【结论】

实验十五　肝素的抗凝作用

【实验目的】

观察肝素的体外抗凝作用。

【实验材料】

家兔 1 只，4%枸橼酸钠溶液、0.9%氯化钠溶液、4μ/ml 肝素溶液、3%氯化钙溶液，试管（10mm×75mm）、试管架、刻度吸管（1ml、5ml）、注射器（10ml）、秒表、棉球、恒温水浴、玻棒（0.4cm×12cm）。

【实验方法】

1. 取试管 5 支，1 支加 0.9%氯化钠溶液 0.1ml，2 支各加枸橼酸钠水溶液 0.1ml，另 2 支各加 4μ/ml 肝素 0.1ml。

2. 经家兔心脏穿刺取血，迅速向每支试管各加入兔血 0.9ml，充分混匀，放入37℃±0.5℃恒温水浴中。

3. 每隔半分钟轻转试管，观察血液的流动性，直至出现凝血为止（以将试管倒转血液不往下流为终点）。比较 5 支试管中血液的凝固时间。如果 4 支试管不出现凝血，可在 2、4 两支试管中各加入 3%的氯化钙溶液 2~3 滴，混匀，再次观察是否出现凝血并比较凝血时间。

【实验结果】

试管号	药品	血液凝固时间	药品	血液凝固时间
1	0.9%氯化钠			
2	4%枸橼酸钠		3%氯化钙	
3				
4	4μ/ml 肝素		3%氯化钙	
5				

【注意事项】

1. 试管一定要事先挑选管径均匀的，并清洁干燥。

2. 心脏穿刺取血动作要快，以免血液在注射器内凝固。

3. 加入兔血后，立即用小玻棒搅拌均匀，以免影响血凝的准确性。搅拌时要避免产生气泡。

4. 由动物取血至小试管放入恒温水浴的间隔时间不得长于 3 分钟。

【讨论】

【结论】

实验十六　铁剂吸收的影响因素

【实验目的】

观察茶叶浸剂对铁剂的沉淀作用。

【实验材料】

0.5%鞣酸溶液、茶叶浸剂、0.3%三氯化铁溶液，试管、试管架、滴管、量筒。

【实验方法】

取试管 2 只，一管内加入 0.5%鞣酸溶液 2ml，另一管加入茶叶浸剂 2ml，然后于两试管内各加入 0.3% 的三氯化铁溶液 3~5 滴，观察有何结果。

【实验结果】

试管	药物	结果
1 号	鞣酸 + 三氯化铁	
2 号	茶叶浸剂 + 三氯化铁	

【讨论】

【结论】

实验十七 呋塞米的利尿作用

【实验目的】

观察呋塞米对家兔尿排出量的影响。

【实验材料】

家兔（雄性，2kg 以上），1% 呋塞米注射液、0.9% 氯化钠注射液、3% 戊巴比妥钠溶液，家兔手术台、10 号导尿管、兔灌胃器、5ml 注射器、烧杯、量筒、婴儿秤。

【实验方法】

1. 取雄性家兔 1 只，称重。

2. 耳缘静脉注射 3% 戊巴比妥钠溶液 1ml/kg，麻醉家兔。将麻醉状态的家兔仰卧固定在手术台上。

3. 给家兔耳缘静脉输入 0.9% 氯化钠注射液，保持输液速度约 40 滴/分钟。

4. 将 10 号导尿管一端放入烧杯中，另一尖端以液体石蜡润滑后轻而慢地插入家兔尿道。待有尿液滴出，继续插入 2cm（共 8~12 cm），用胶布将导尿管与兔体固定。轻轻按压家兔下腹部将膀胱内的尿液挤出。将最初 5 分钟内滴出的尿液弃去，等待尿滴速稳定。

5. 在导尿管下接一量筒，收集 20 分钟内滴出的尿液，作为给药前的对照。

6. 经兔耳缘静脉注入 1% 呋塞米溶液 0.4ml/kg（4mg/kg），记录并收集给药后 20 分钟内每 2 分钟的尿量和总尿量。

【实验结果】

药物	给药剂量（ml）	尿量（ml/20min）										
		给药前	给药后									
			2min	4min	6min	8min	10min	12min	14min	16min	18min	20min
呋塞米												

【注意事项】

1. 插导尿管时动作应轻巧，以免引起膀胱括约肌痉挛。
2. 插入深度应适当，过多可致卷曲或管口上翘，影响尿的收集。

【讨论】

【结论】

实验十八　激素类药物的用药护理实训

【实训目的】

熟悉糖皮质激素、胰岛素和口服降糖药的临床应用和用药护理。

【实训材料】

有关糖皮质激素、胰岛素和口服降糖药临床病例若干份，考核评价表等。

（一）糖皮质激素案例

案例一　患者，女，10 岁。发热伴淋巴结肿大 1 周入院。体检：T 38.7℃，贫血貌，双下肢皮肤可见散在淤点，颈部双侧、颌下、腋窝淋巴结肿大，胸骨有压痛，脾脏肋下 2.5cm，肝肋下 3cm。实验室检查：血红蛋白 70g/L，红细胞 $250 \times 10^{12}/L$，白细胞 $200 \times 10^9/L$；骨髓检查：淋巴系统高度增生，原幼淋巴细胞 0.86。诊断为急性淋巴细胞性白血病。主要治疗方案是泼尼松龙和长春新碱合用。

案例二 患者，女，30 岁。诊断为系统性红斑狼疮半年，用泼尼松治疗，出现肥胖、体重增加、多毛、痤疮、肌无力、双下肢水肿等表现。体检：血压 160/90mmHg，血钾 3mmol/L，血糖 11.5mmol/L。

案例三 患者，女，45 岁。患风湿性关节炎，使用糖皮质激素治疗 3 个月，症状明显好转，擅自停药，结果出现明显的关节疼痛、肌强直等症状。

案例四 患者，男，40 岁。因发烧到一私人诊所治疗，医生给予泼尼松、感冒速效胶囊、抗病毒口服液，两天后症状好转，继续用药 1 周后，出现咳嗽、咳痰、胸闷、气促、高热、寒战等症状，于是转到上级医院就诊，确诊为大叶性肺炎。

（二）胰岛素和口服降糖药案例

案例一 患者，男，50 岁。近 1 个月来经常口渴喜多饮，尿多，食量明显增加，且容易饥饿，自觉身体消瘦，体重减轻明显，体重下降 10kg，同时感觉疲乏无力、胸闷气短。检查：血压 160/105mmHg，餐后 2 小时血糖 21～28mmol/L，空腹血糖 10.5～13.5mmol/L，24 小时尿糖 1.62～6.2mmol/d。诊断为 2 型糖尿病。

案例二 患者，男，8 岁。患 1 型糖尿病多年，化验空腹血糖 11.5mmol/L，尿糖（＋＋＋）。给予胰岛素治疗：每天 30 单位，早餐前、午餐前、晚餐前各 10 单位，皮下注射。

【实训方法】

首先，学生以组为单位，根据用药案例，讨论分析。

（一）糖皮质激素案例讨论

1. 案例一讨论
（1）儿童急性淋巴细胞性白血病患者为什么用糖皮质激素？
（2）糖皮质激素有哪些不良反应？
（3）试述糖皮质激素的用药护理？

2. 案例二讨论
（1）患者使用泼尼松之后出现以上问题，原因是什么？如何防治？
（2）在患者用药过程中，要给予哪些指导？

3. 案例三讨论
造成这种结果的原因是什么？如何预防？

4. 案例四讨论
患者的病情为什么会加重？这个患者使用泼尼松治疗对不对？为什么？

（二）胰岛素和口服降糖药案例讨论

1. 案例一讨论

（1）为患者拟定一个治疗方案。

（2）为该患者提供健康指导。

2. 案例二讨论

使用胰岛素时要注意什么问题？如何进行用药护理？

然后，每组推选1~2名同学代表发言，其他各组同学可进行提问。

【实训结果】

教师讲评、总结，并根据学生参与讨论的情况，依据考核评价表给予评分。

实验十九　链霉素的中毒反应及其解救

一、家兔实验法

【实验目的】

观察链霉素阻断神经－肌肉接头的毒性反应及解救，联系氨基糖苷类药物的用药护理。

【实验材料】

家兔2只，25%硫酸链霉素溶液、5%氯化钙溶液、0.9%氯化钠溶液，磅秤1台、剪刀1把、5ml注射器3支（配7号针头）。

【实验方法】

1. 取家兔2只，称重。观察两兔正常活动情况及肌张力。

2. 分别将家兔两后肢外侧毛剪去，每只家兔均由后肢肌内注射硫酸链霉素600mg/kg（25%硫酸链霉素溶液2.4ml/kg）。计时。

3. 给药10分钟后，观察两兔有何反应。待症状明显时，立即耳缘静脉注射5%的氯化钙溶液1.6ml/kg进行救治，另一只注射0.9%氯化钠溶液作为对照，观察两兔症状有何改变。

【实验结果】

组别	体重	用链霉素后反应	解救药	用药后反应
实验组			氯化钙	
对照组			0.9%氯化钠溶液	

【讨论】

【结论】

二、小鼠实验法

【实验目的】

观察链霉素阻断神经 – 肌肉接头的毒性反应及解救，联系氨基糖苷类药物的用药护理。

【实验材料】

小鼠 2 只，4% 硫酸链霉素溶液、1% 氯化钙溶液、0.9% 氯化钠溶液，托盘天平 1 台、大烧杯 2 个、1ml 注射器 3 个（配 5 号针头）。

【实验方法】

1. 取小鼠 2 只，称重，标记。观察两鼠正常活动情况、肌张力及呼吸次数和幅度。

2. 按 0.1ml/10g 的剂量给两鼠分别腹腔注射 1% 氯化钙溶液和 0.9% 氯化钠溶液。计时。

3. 待 6～7 分钟后，按 0.1ml/10g 的剂量给两鼠分别腹腔注射 4% 链霉素溶液，观察两鼠症状有何不同。

【实验结果】

组别	体重	药物	用链霉素后反应
甲			氯化钙
乙			0.9% 氯化钠溶液

【讨论】

【结论】

实验二十　抗微生物药的用药护理实训

【实训目的】

1. 理解抗微生物药物合理应用的重要性，能正确进行抗微生物药的用药护理。
2. 学会正确分析处方。

【实训材料】

有关感染的临床病例若干份。

案例一　患者，男，5 岁。患急性化脓性扁桃体炎。医嘱：青霉素 G 钠 800 万单位，静脉滴注。做皮试。护士为患者进行青霉素皮试。3 分钟后患者突然烦躁不安、面色苍白、气促、出冷汗、脉搏细弱。

案例二　患者，女，52 岁。患慢性支气管炎急性发作。医生开出的处方为：

　0.9%氯化钠溶液 250ml
　氨苄西林钠 6.0g　　　　／×7
　用法：静滴，每日 1 次。

案例三　患儿，女，2 岁。发热，频繁腹泻就诊。诊断：急性肠炎。医生开出的处方如下：

　5% 葡萄糖注射液 120ml
　硫酸庆大霉素注射液 120mg
　5% 碳酸氢钠注射液 40ml　　／×3
　用法：静滴，每日 1 次。

3 天后，患儿尿量减少，查尿常规：尿蛋白（＋＋）、红细胞（＋）。

【实训方法】

第一步，展示案例或案例角色扮演。
第二步，分组讨论。

1. 案例一讨论　患者出现了什么不良反应？应该如何进行用药护理？
2. 案例二讨论
（1）此处方是否合理？为什么？
（2）你建议如何合理应用抗菌药？

提示：①氨苄西林钠的 $t_{1/2} = 1.5$ 小时。此处方给药间隔是否合理？②使用抗菌药应注意尽早确定病原菌，正确选择抗菌药。如何做到这点？③抗菌药疗程不足或过长，病原微生物均易产生耐药性。

3. 案例三讨论

（1）此处方是否合理？为什么？

（2）患儿出现了什么不良反应？

（3）使用氨基糖苷类抗生素应怎样做好用药护理？

提示：通常，硫酸庆大霉素小儿静脉滴注，每次 2.5mg/kg，每 12 小时 1 次；或每次 1.7mg/kg，每 8 小时 1 次。

【实训结果】

各组学生将讨论内容填入表格。教师依据课堂讨论情况进行讲评、总结。

案例一：

不良反应	抢救步骤	使用药物	分值

案例二：

处方合理性	纠正	如何合理使用抗菌药	分值

案例三：

处方合理性	纠正	不良反应	氨基糖苷类抗生素用药护理	分值

第二部分 药物应用护理同步训练

第一章 绪 论

一、A 型题

1. 在临床用药过程中，护理人员的工作是
   A. 执行医嘱
   B. 观察药物的疗效
   C. 观察药物的不良反应
   D. 对患者进行用药指导
   E. 以上都是

2. 关于药物来源的描述，错误的是
   A. 从疾病中获得
   B. 从矿物中提取
   C. 人工化学合成
   D. 从天然植物中提取
   E. 通过基因工程获得

3. 药物学是研究
   A. 收集客观实验数据来进行统计学处理
   B. 药物与机体相互作用的规律及机制的学科
   C. 用离体器官来研究药物的作用
   D. 用动物实验来研究药物的作用
   E. 设空白对照组作比较分析研究

4. 药效学研究
   A. 药物对机体的作用
   B. 药物的作用机制
   C. 药物对机体的作用及其作用机制
   D. 药物的适应证
   E. 药物的禁忌证

5. 药动学研究
   A. 机体对药物的吸收速度和程度
   B. 药物在机体的分布快慢及多少
   C. 药物被机体生物转化的方式
   D. 药物排泄的途径
   E. 药物的体内过程及血药浓度变化规律

6. 药物应用护理属于护理专业的
   A. 综合性专业技能课
   B. 专业课

  C. 基础课　　　　　　　　D. 实训课

  E. 理论课

二、名词解释

7. 药物

8. 药效学

9. 药动学

三、简答题

10. 护士在药物应用护理中的职责有哪些？

参考答案

1. E　2. A　3. B　4. A　5. E　6. C

7. 药物：用于预防、治疗、诊断疾病或计划生育的化学物质。

8. 药效学：即药物效应动力学，主要研究药物对机体的作用规律及作用机制。

9. 药动学：即药物代谢动力学，主要研究机体对药物的处置过程，包括机体对药物的吸收、分布、代谢、排泄的过程，尤其是血药浓度随时间变化的规律。

10. 护士在药物应用护理中的职责如下：

（1）执行用药医嘱前：对患者进行护理评估，了解患者的病情、诊断、辅助检查的有关结果；了解用药史，尤其是药物过敏史；复习所用药物的药理知识，熟悉药物的相关知识，明确医生用药的目的，如对用药医嘱有疑问，应及时与医生沟通。

（2）执行用药医嘱时：严格执行"三查七对"，即用药前、用药中、用药后都要核对床号、姓名、药名、药物剂量、药物浓度、用药方法和用药时间；注意观察药物的疗效和不良反应，主动询问和评估患者有无相关反应，若药物反应剧烈，应及时向患者解释并报告医生，同时做好记录，也可采用临时性的护理措施。

（3）执行用药医嘱后：继续观察用药后患者的病情变化、药物的不良反应，发现异常时应尽快报告医生，查明原因，调整剂量和更换药物，确保用药的安全性和有效性。

（4）在整个药物治疗过程中，多与患者沟通，指导患者及其家属配合正确用药。向患者宣传药物的疗效、用药后可能出现的不良反应和用药注意事项、食物对药物作用的影响等，使患者在心理及生理上有所准备，增强患者对药物不良反应和药源性疾病的防范意识，成为用药护理的主动合作者。

第二章　药物效应动力学

一、A 型题

1. 药物作用选择性的高低主要取决于
   A. 药物剂量的大小
   B. 脂溶性扩散的程度
   C. 药物的吸收速度
   D. 组织器官对药物的敏感性
   E. 组织器官的血流量

2. 决定药物副作用多少的主要因素是
   A. 药物的理化性质
   B. 药物的选择作用
   C. 药物的安全范围
   D. 给药途径
   E. 机体的敏感性

3. 与药物引起的变态反应有关的是
   A. 剂量大小
   B. 毒性大小
   C. 过敏体质
   D. 用药时间长短
   E. 药物本身的作用

4. 药物的安全范围是指
   A. LD_{50}/ED_{50}
   B. ED_{50}/LD_{50}
   C. LD_{95} 与 ED_5 之间的距离
   D. ED_{95}/LD_5
   E. 最小有效量和最小中毒量之间的范围

5. 药物的治疗量是指药物的剂量范围在
   A. 最小有效量与最小中毒量之间
   B. 常用量与极量之间
   C. 最小有效量与极量之间
   D. 常用量与最小中毒量之间
   E. 最有效的给药剂量

6. 受体阻断剂对受体
   A. 有亲和力无内在活性
   B. 既有亲和力又有内在活性
   C. 无亲和力有内在活性
   D. 既无亲和力又无内在活性
   E. 有较强亲和力和弱内在活性

7. 药物的基本作用是指
   A. 选择作用和普遍细胞作用
   B. 兴奋作用和抑制作用
   C. 防治作用和不良反应
   D. 局部作用和吸收作用
   E. 预防作用和治疗作用

8. 药物作用的二重性是指
   A. 防治作用和不良反应
   B. 兴奋作用和抑制作用
   C. 治疗作用与副作用
   D. 防治作用与毒性反应
   E. 对因治疗与对症治疗

9. 药物与受体结合，有的能激动受体，有的能阻断受体，这取决于
   A. 给药途径　　　　　　　　B. 药物的剂量
   C. 药物对受体是否有内在活性　　D. 药物与受体是否具有亲和力
   E. 药物的剂型

10. 治疗链球菌感染引起的扁桃体炎时，使用青霉素杀灭链球菌，这属于
   A. 预防作用　　　　　　　　B. 抑制作用
   C. 兴奋作用　　　　　　　　D. 对因治疗
   E. 对症治疗

二、B 型题

11～14 题
   A. 副作用　　　　B. 毒性反应　　　　C. 后遗效应
   D. 超敏反应　　　E. 继发反应

11. 在治疗量时发生的不良反应是
12. 在过大剂量时发生的不良反应是
13. 在停药以后发生的不良反应是
14. 与药物剂量无关的不良反应是

15～18 题
   A. 耐受性　　　　B. 耐药性　　　　C. 习惯性
   D. 成瘾性　　　　E. 高敏性

15. 心理依赖性也叫
16. 生理依赖性也叫
17. 长期用药，机体对药物敏感性下降称为
18. 长期用药，病原微生物对药物敏感性下降称为

三、名词解释

19. 效能
20. 效应强度
21. 治疗指数
22. 受体激动药
23. 受体向上调节
24. 量效关系

四、简答题

25. 思考和比较下列几组概念的不同：不良反应与副作用、副作用与毒性作用、麻醉药品与麻醉药、过敏反应与高敏反应、受体激动剂与受体阻断剂。

参考答案

1. A　2. B　3. C　4. C　5. C　6. A　7. B　8. A　9. C　10. D　11. A　12. B
13. C　14. D　15. C　16. D　17. A　18. B

19. 效能：药物所能产生的最大效应称为效能。

20. 效应强度：药效性质相同的两个药物达到相同的效应时所需要的剂量称为效应强度。

21. 治疗指数：是半数致死量（LD_{50}）与半数有效量（ED_{50}）的比值。一般治疗指数越大，药物越安全。

22. 受体激动药：是指与受体既有亲和力又有较强的内在活性的药物。

23. 受体向上调节：长期使用受体阻断药，使体内相应受体的数量增多，亲和力或敏感性增强，此为受体向上调节。

24. 量效关系：在一定范围内，给药剂量越大，药物作用越强，这种药物作用的强弱与药物剂量大小之间的密切关系称为量效关系。

25.

（1）不良反应与副作用：不良反应是指由药物导致的、不符合用药目的并给患者带来不利的药物作用；副作用是指药物在治疗剂量时出现的与治疗目的无关的作用。

（2）副作用与毒性作用：副作用是指药物在治疗剂量时出现的与治疗目的无关的作用；毒性作用指药物对机体产生的明显的危害性反应，其原因多为用药剂量过大，或用药时间过长，或机体对药物敏感性过高。

（3）麻醉药品与麻醉药：产生生理依赖性（成瘾性）的药品称为麻醉药品；使机体感觉功能减弱的药物称为麻醉药。

（4）过敏反应与高敏反应：少数过敏体质患者重复接触某些药物时产生的病理性免疫反应称为过敏反应；高敏反应是指某些人对药物特别敏感，较少的剂量即可产生明显的作用。

（5）受体激动剂与受体阻断剂：与受体既有亲和力又有较强的内在活性的药物称为受体激动剂；与受体有较强的亲和力而无内在活性的药物称为受体阻断剂。

第三章　药物代谢动力学

一、A 型题

1. 药物的体内过程不包括
　　A. 消化　　　　　　B. 吸收　　　　　C. 分布
　　D. 生物转化　　　　E. 排泄

2. 消化道给药，药物主要在哪个部位吸收

    A. 小肠   B. 胃   C. 大肠   D. 食道   E. 十二指肠

3. 下列哪种给药途径存在首过效应

    A. 舌下含服   B. 静脉注射   C. 皮肤外用

    D. 口服   E. 皮下注射

4. 药物与血浆蛋白结合率越大，药物

    A. 起效越快，作用越强，维持时间越长

    B. 起效越快，作用越弱，维持时间越长

    C. 起效越快，作用越强，维持时间越短

    D. 起效越慢，作用越弱，维持时间越短

    E. 起效越慢，作用越弱，维持时间越长

5. 弱碱性药物在酸性环境中

    A. 解离度大、脂溶性大、转运多   B. 解离度小、脂溶性大、转运少

    C. 解离度大、脂溶性小、转运少   D. 解离度小、脂溶性小、转运多

    E. 解离度大、脂溶性大、转运少

6. 大多数药物的跨膜转运方式是

    A. 主动转运   B. 脂溶扩散   C. 易化扩散

    D. 滤过   E. 胞饮

7. 药物及其代谢产物排泄的最主要器官是

    A. 肠道   B. 皮肤   C. 肾脏

    D. 唾液   E. 胆汁

8. 后遗效应发生在时量关系的哪个时期

    A. 潜伏期   B. 持续期   C. 残留期

    D. 高峰期   E. 每个时期都可以发生

9. 某药半衰期为 3 小时，一次给药后，药物在体内基本消除的时间为

    A. 6 小时   B. 10 小时   C. 15 小时

    D. 20 小时   E. 24 小时

10. 某药物若与肝药酶抑制剂联合应用

    A. 代谢快、用药剂量要加大   B. 代谢快、用药剂量要减小

    C. 代谢慢、用药剂量要加大   D. 代谢慢、用药剂量要减小

    E. 代谢不受影响、用药剂量不变

二、B 型题

11 ~ 14 题

    A. 吸收   B. 分布   C. 生物转化

    D. 排泄   E. 消除

11. 药物从血液中到组织中的过程称为

12. 药物在体内发生化学结构改变的过程称为

13. 药物及其代谢产物从体内到体外的过程称做

14. 促使药物由体内丧失（代谢和排泄）的各种过程的总和称做

15~18 题

    A. 恒比消除   B. 恒量消除   C. 首关消除（首过效应）

    D. 半衰期   E. 首剂加倍

15. 药物分为短效、中效和长效类通常是依据

16. 大多数药物在治疗量时的消除方式是

17. 零级动力学消除也叫

18. 为使血药浓度立即达到坪值，常采取

三、名词解释

19. 首过效应（首关消除）

20. 生物利用度

21. 肝肠循环

22. 半衰期

23. 稳态血药浓度（坪值）

24. 恒比消除

四、简答题

25. 简述影响药物分布的因素有哪些？

26. 药物血浆半衰期在临床应用中有什么意义？

参考答案

1. A　2. A　3. D　4. E　5. C　6. B　7. C　8. C　9. C　10. D　11. B　12. C　13. D　14. E　15. D　16. A　17. B　18. E

19. 首过效应（首关消除）：指口服药物由于受到胃肠黏膜和肝脏的代谢灭活，吸收入血的药量减少的现象。

20. 生物利用度：药物制剂被吸收利用的程度和速度。可用吸收量与给药量的比值来表示。

21. 肝肠循环：指经胆道排泄的药物，在肠道中又被重新吸收利用的现象。

22. 半衰期：血药浓度下降一半所需要的时间。是表达药物消除速度的指标。

23. 稳态血药浓度（坪值）：以药物血浆半衰期为间隔给药，血药浓度会逐渐增高并趋于稳定，经 4~5 个半衰期可达稳定而有效的血药浓度，称为稳态血药浓度。

24. 恒比消除：单位时间内药物按恒定的比例消除。

25. 影响药物分布的因素有：

（1）药物的性质：脂溶性大的药物，分布到组织器官的速度快。

（2）药物与组织的亲和力：有些药物对某些组织器官有特殊的亲和力，药物与某组织亲和力高，分布就多。

（3）药物与血浆蛋白（主要是白蛋白）的结合率：药物与血浆蛋白结合后暂时失去活性，不易透过毛细血管壁，分布到组织器官中的就少，因此在体内的作用时间也延长。

（4）组织器官血流量大小：脑、心、肝、肾等组织器官血管丰富，血流量大，药物分布多。

（5）特殊屏障：血脑屏障是血液与脑组织之间的屏障，极性小而脂溶性大的药物较易通过，极性大而脂溶性小的药物则难以通过。

26. 半衰期是指血药浓度下降一半所需要的时间。是表达药物消除速度的指标。

依据半衰期，可以初步确定给药间隔（1 个半衰期）；可以估计以半衰期为间隔、恒量、连续给药情况下，药物起效的时间和停药后药物作用消除的时间（4～5 个半衰期）。

第四章 影响药物作用的因素

一、A 型题

1. 影响药物作用的机体方面因素不包括下列哪项
   A. 年龄　　B. 体重　　C. 性别　　D. 身高　　E. 个体差异
2. 药物的配伍禁忌是指
   A. 药物的协同作用
   B. 药物的拮抗作用
   C. 体外配伍过程中发生的化学或物理变化
   D. 血浆蛋白结合率的改变
   E. 遗传异常
3. 使用缓释剂或控释剂的目的主要是
   A. 增强疗效　　　　　　　　　B. 减少不良反应
   C. 促进药物吸收　　　　　　　D. 使排泄缓慢
   E. 延长作用时间
4. 患者，女，因近日出现尿急、尿痛、尿频而就诊，诊断为尿路感染，医生给予庆大霉素＋碳酸氢钠静滴。两药配伍的目的是
   A. 拮抗　　　　　　　　　　　B. 减少不良反应
   C. 减轻肾毒性　　　　　　　　D. 增强抗菌效果
   E. 延缓耐药性
5. 临床最常用的给药方法是
   A. 口服　　　　　　　　　　　B. 肌肉注射

  C. 舌下给药   D. 静脉注射

  E. 雾化吸入

6. 何种给药方法吸收最快

  A. 口服   B. 肌肉注射

  C. 舌下给药   D. 静脉注射

  E. 吸入

7. 个体差异不包括下列哪项

  A. 耐药性   B. 耐受性

  C. 高敏性   D. 变态反应

  E. 特异质反应

8. 口服给药，下列哪种剂型起效最快

  A. 片剂   B. 散剂

  C. 胶囊剂   D. 溶液剂

  E. 包衣剂

9. 临床给药次数一般参考下列哪个指标

  A. 剂型   B. 剂量

  C. 半衰期   D. 给药途径

  E. 药物化学结构

10. 两种以上药物联合应用的目的不包括

  A. 提高疗效   B. 减少不良反应

  C. 延缓耐受性产生   D. 防止耐药性产生

  E. 降低治疗费用

二、B 型题

11～14 题

  A. 剂型   B. 剂量   C. 化学结构   D. 给药途径

  E. 给药时间

11. 药物的作用主要与（　　）相关

12. 药物生物利用度主要与（　　）相关

13. 药物的毒性反应主要与（　　）相关

14. 药物的吸收部位主要与（　　）相关

三、名词解释

15. 联合用药

16. 拮抗作用

17. 配伍禁忌

18. 耐受性

四、简答题

19. 简述影响药物作用的机体方面因素有哪些？

20. 多种药物联合应用后，对药物的作用可能会产生哪些影响？

21. 一男性患者，28 岁，患过敏性鼻炎 3 年，长期遵医嘱口服特非拉丁。1 周前在单位用葡萄柚汁 500ml 送服特非拉丁片，2 小时后感觉不适，心慌、气急，同事送医院急救。经检查，血中特非拉丁浓度显著升高，考虑可能为特非拉丁所致心律失常。请结合所学知识，分析原因。

参考答案

1. D　2. C　3. E　4. D　5. A　6. E　7. A　8. D　9. C　10. E　11. C　12. A　13. B　14. D

15. 联合用药：两种或两种以上的药物先后或同时应用，这种给药方法称为联合用药。

16. 拮抗作用：两种或两种以上的药物联合用药时，药物的作用或疗效比药物分别单用若。

17. 配伍禁忌：两种或两种以上的药物在体外混合于同一容器中，若因物理或化学反应，药液出现浑浊、沉淀、变色，甚至失效或毒性增加等现象，这样的联合用药属于配伍禁忌。

18. 耐受性：多次反复用药后，机体对药物的敏感性下降，需要加大药物剂量才能达到原来的效果，这种现象称为耐受性。

19. 影响药物作用的机体方面因素有：年龄和体重（老人和小儿需要酌情减量用药）、性别（尤其是女性在经期不宜使用泻药和抗凝药等，在哺乳期不宜使用偏碱性药物，在孕期原则上不宜使用任何药物，尤其是早孕期间，以免致畸）、病理状况、心理因素等。

20. 多种药物联合应用后，往往会发生体内或体外药物的相互影响：药物在体外发生相互影响称为配伍禁忌。药物在体内的相互影响主要包括药动学影响和药效学影响。无论发生在哪个方面，最终的变化只有两种：一是使原来的效应增强，称为协同作用；二是使原有的效应减弱，称为拮抗作用。

21. 葡萄柚中含有抑制肝药酶的成分，从而抑制药物的代谢，使药物血药浓度升高，特非拉丁在大剂量时可表现出心脏毒性，导致心律失常。所以，该患者的不适可能是因为联合使用特非拉丁和葡萄柚导致的。

第五章 传出神经系统药物概论

一、A 型题

1. 下列不属于 M 样作用的是
   A. 心率减慢
   B. 胃肠道平滑肌收缩
   C. 骨骼肌收缩
   D. 支气管平滑肌收缩
   E. 瞳孔缩小

2. 下列效应器上无 M 胆碱受体的是
   A. 心脏
   B. 骨骼肌
   C. 瞳孔括约肌
   D. 汗腺
   E. 胃肠道平滑肌

3. 下列不属于 β 样作用的是
   A. 支气管扩张
   B. 骨骼肌血管舒张
   C. 心率加快
   D. 心肌收缩力增强
   E. 膀胱逼尿肌收缩

4. 下列有关 β 受体效应的描述，正确的是
   A. 心肌收缩加强与支气管扩张均属 $β_1$ 效应
   B. 心肌收缩加强与支气管扩张均属 $β_2$ 效应
   C. 心肌收缩加强与血管扩张均属 $β_1$ 效应
   D. 心肌收缩加强与血管扩张均属 $β_2$ 效应
   E. 血管与支气管扩张均属 $β_2$ 效应

5. 下列哪项不是 α 受体激动时的效应
   A. 血管收缩
   B. 血压升高
   C. 括约肌收缩
   D. 支气管舒张
   E. 瞳孔散大

6. 下列可引起 α 样作用和 β 样作用的是
   A. 交感神经节前纤维兴奋
   B. 交感神经节后纤维兴奋
   C. 副交感神经节前纤维兴奋
   D. 副交感神经节后纤维兴奋
   E. 胆碱能神经兴奋

7. 关于 M 受体，描述错误的是
   A. 胆碱能神经兴奋时，末梢所释放的乙酰胆碱能结合并激动 M 受体
   B. 胃肠道平滑肌细胞膜分布有 M 受体
   C. M 受体激动可使唾液、汗液分泌增加
   D. M 受体激动可产生胃肠道平滑肌张力增加（收缩）的效应
   E. M 受体激动会使心率加快、传导加快

8. 水解乙酰胆碱的酶是
    A. 单胺氧化酶（MAO）   B. 胆碱酯酶（ACHE）
    C. 儿茶酚胺氧位甲基转移酶（COMT）   D. 胆碱乙酰化酶
    E. 酪氨酸羟化酶

9. 关于肾上腺素能神经，描述错误的是
    A. 肾上腺素能神经兴奋时主要释放的神经递质为去甲肾上腺素
    B. 肾上腺素能神经兴奋能够激动 α 受体和 β 受体
    C. 肾上腺素能神经兴奋的表现包括心脏兴奋、支气管扩张、瞳孔散大、骨骼肌
       收缩等
    D. 肾上腺素能神经主要包括大多数交感神经节后纤维
    E. 肾上腺素能神经兴奋能够产生 α 样作用和 β 样作用

10. N 胆碱受体激动产生的效应主要是
    A. 骨骼肌收缩   B. 瞳孔散大
    C. 心脏抑制   D. 支气管平滑肌收缩
    E. 汗腺分泌增加

11. 效应器上只分布了一种传出神经系统受体的是
    A. 虹膜   B. 心肌
    C. 支气管平滑肌   D. 血管平滑肌
    E. 骨骼肌

二、B 型题

12 ~ 15 题
    A. M 样作用   B. N 样作用   C. α 样作用
    D. β 样作用   E. 以上均不是

12. 骨骼肌收缩属于

13. 心率减慢、心肌收缩力减弱属于

14. 支气管平滑肌舒张属于

15. 瞳孔散大属于

三、名词解释

16. M 样作用

17. N 样作用

18. α 样作用

19. β 样作用

参考答案

1. C 2. B 3. E 4. E 5. D 6. B 7. E 8. B 9. C 10. A 11. E 12. B
13. A 14. D 15. C

16. M 样作用：是指胆碱能递质及拟胆碱药激动了 M 受体后，引起 M 受体所在效应器功能的改变，表现为心脏抑制（心率减慢、心收缩力减弱、传导减慢等）、血管扩张、支气管和胃肠道平滑肌收缩、腺体分泌增多、瞳孔收缩等。

17. N 样作用：是指胆碱能递质及拟胆碱药激动了 N 受体后，引起 N 受体所在效应器功能的改变，表现为神经节兴奋、肾上腺髓质分泌增加、骨骼肌收缩等。

18. α 样作用：是指肾上腺素能递质及拟肾上腺素药激动了 α 受体后，引起 α 受体所在效应器功能的改变，表现为皮肤黏膜血管和内脏血管收缩、瞳孔扩大等。

19. β 样作用：是指肾上腺素能递质及拟肾上腺素药激动了 β 受体后，引起 β 受体所在效应器功能的改变，表现为心脏兴奋（心率加快、心收缩力增强、传导加快等）、骨骼肌血管和冠状动脉扩张、支气管平滑肌舒张等。

第六章 胆碱受体激动药和作用于胆碱酯酶的药物

一、A 型题

1. 可用于治疗青光眼的药物是
    A. 毛果芸香碱
    B. 新斯的明
    C. 阿托品
    D. 氯解磷定
    E. 碘解磷定

2. 毛果芸香碱对眼睛的作用表现为
    A. 瞳孔缩小，升高眼内压，调节痉挛
    B. 瞳孔缩小，降低眼内压，调节痉挛
    C. 瞳孔扩大，升高眼内压，调节麻痹
    D. 瞳孔扩大，降低眼内压，调节麻痹
    E. 瞳孔缩小，降低眼内压，调节麻痹

3. 治疗重症肌无力的首选药是
    A. 毛果芸香碱
    B. 阿托品
    C. 琥珀胆碱
    D. 毒扁豆碱
    E. 新斯的明

4. 新斯的明禁用于
    A. 尿潴留
    B. 重症肌无力
    C. 术后腹胀气
    D. 尿路阻塞

E. 阵发性室上性心动过速

5. 有机磷中毒的 M 样症状不包括

    A. 瞳孔缩小   B. 大小便失禁

    C. 大汗淋漓   D. 腹痛，呕吐

    E. 骨骼肌震颤、抽搐

6. 有机磷中毒引起的烟碱样症状表现为

    A. 肌束颤动   B. 瞳孔缩小

    C. 意识丧失   D. 肺水肿

    E. 大、小便失禁

7. 解磷定的主要作用机制是

    A. 激动 M 受体

    B. 竞争性拮抗 M、N 受体

    C. 阻断 M 受体

    D. 通过抑制胆碱酯酶，间接激动 M 受体和 N 受体

    E. 夺取磷酰化胆碱酯酶的磷酰基，使胆碱酯酶恢复水解乙酰胆碱的活性

8. 下列不能用于解救有机磷酸酯类中毒的药物是

    A. 阿托品   B. 新斯的明

    C. 氯解磷定   D. 阿托品 + 氯解磷定

    E. 碘解磷定

9. "对硫磷"中毒时，下列处理错误的是

    A. 用2% 碳酸氢钠洗胃   B. 用 1∶5000 高锰酸钾洗胃

    C. 用人工呼吸机维持呼吸   D. 静注地西泮抗惊厥

    E. 用 0.9% 氯化钠溶液洗胃

10. 关于有机磷中毒的解救，下列描述错误的是

    A. 敌百虫中毒患者，禁用碳酸氢钠溶液洗胃

    B. 对硫磷中毒患者，可使用 0.9% 氯化钠溶液、高锰酸钾溶液等洗胃

    C. 单独使用阿托品可解救轻度有机磷中毒者

    D. 使用阿托品须尽早、足量、反复，直至患者出现"阿托品化"

    E. 解救重度有机磷中毒，需要将阿托品和解磷定联合使用

11. 可用于治疗术后腹胀气和尿潴留的是

    A. 毛果芸香碱   B. 阿托品

    C. 琥珀胆碱   D. 毒扁豆碱

    E. 新斯的明

12. 新斯的明的临床应用不包括

    A. 重症肌无力   B. 术后腹胀气

    C. 阵发性室上性心动过速   D. 术后膀胱麻痹

    E. 支气管哮喘

13. 解救有机磷中毒达到"阿托品化"的指征不包括
    A. 皮肤干燥   B. 烦躁不安
    C. 肺部湿啰音减少   D. 面部潮红
    E. 瞳孔缩小

14. 患者，女性，31 岁，因夫妻吵架后感到情绪压抑，便服用敌百虫，被家人发现后及时送来医院就诊。护士为其洗胃时，禁忌使用的洗胃溶液是
    A. 1% 盐水   B. 清水
    C. 2% ~4% 碳酸氢钠溶液   D. 0.9% 氯化钠溶液
    E. 1∶15000 ~1∶20000 高锰酸钾溶液

二、B 型题

15 ~ 19 题
    A. 氯解磷定   B. 阿托品   C. 新斯的明
    D. 毒扁豆碱   E. 氯解磷定 + 阿托品
15. 可用于治疗术后肠麻痹和膀胱麻痹的药物是
16. 可用于治疗有机磷中毒所致肌震颤的药物是
17. 可用于治疗青光眼的药物是
18. 解救中、重度有机磷酸酯类中毒的最佳方案是
19. 解救轻度有机磷酸酯类中毒 M 样症状较好的药物是

三、简答题

20. 毛果芸香碱和毒扁豆碱的缩瞳作用有何区别？
21. 试述解救有机磷酸酯类中毒时的用药护理。

参考答案

1. A 2. B 3. E 4. D 5. E 6. A 7. E 8. B 9. B 10. B 11. E 12. E
13. E 14. C 15. C 16. A 17. D 18. E 19. B

20. 毛果芸香碱的缩瞳作用在于其直接激动瞳孔括约肌上的 M 受体，使瞳孔括约肌收缩；毒扁豆碱的缩瞳作用在于其抑制胆碱酯酶，间接激动瞳孔括约肌上的 M 受体，使瞳孔括约肌收缩。

21. 解救有机磷酸酯类中毒时，用药护理应注意：①敌百虫中毒时禁用碱性溶液洗胃，对硫磷中毒禁用高锰酸钾溶液洗胃；②轻度中毒可单独用阿托品，对于中、重度中毒必须将阿托品与胆碱酯酶复活药碘解磷定或氯解磷定合用；③用阿托品应达到"阿托品化"，用解磷定须尽早以防"胆碱酯酶老化"，但解磷定对乐果中毒无效；④解磷定禁与碱性药物配伍；⑤用解磷定前宜向患者及家属解释随时测定血清胆碱酯酶的重要性，以取得其良好的配合；⑥抢救有机磷中毒时，应注意鉴别药物过量引起的"胆碱能

危象"和用量不足引起的"肌无力危象",并及时提醒医生。

第七章　胆碱受体阻断药

一、A 型题

1. 阿托品对眼的作用是
    A. 散瞳、升高眼内压、视远物模糊
    B. 散瞳、升高眼内压、视近物模糊
    C. 散瞳、降低眼内压、视远物模糊
    D. 散瞳、降低眼内压、视近物模糊
    E. 缩瞳、升高眼内压、视近物清楚

2. 阿托品的药理作用为
    A. 阻断 M 受体
    B. 阻断 N_1 受体
    C. 阻断 N_2 受体
    D. 阻断 M、N 受体
    E. 以上均不是

3. 阿托品药理作用不包括
    A. 抑制汗腺分泌
    B. 降低眼内压
    C. 解除小血管痉挛
    D. 松弛内脏平滑肌
    E. 兴奋心脏

4. 下列哪一项是阿托品的禁忌证
    A. 支气管哮喘
    B. 心动过缓
    C. 青光眼
    D. 中毒性休克
    E. 虹膜睫状体炎

5. 阿托品的临床应用不包括
    A. 胃肠绞痛　　B. 麻醉前给药
    C. 虹膜睫状体炎
    D. 晕动症
    E. 中毒性休克

6. 阿托品对下列有机磷酸酯类中毒的哪一症状无效
    A. 腹痛
    B. 流涎、出汗
    C. 骨骼肌震颤
    D. 小便失禁
    E. 腹泻

7. 阿托品用做全身麻醉前给药的目的是
    A. 增强麻醉效果
    B. 镇静
    C. 预防心动过缓
    D. 减少呼吸道腺体分泌
    E. 辅助骨骼肌松弛

8. 可产生镇静作用的 M 受体阻断药是

A. 毛果芸香碱   B. 阿托品

C. 东莨菪碱   D. 山莨菪碱

E. 琥珀胆碱

9. 治疗严重的胆绞痛应选用的药物是

A. 阿托品   B. 哌替啶

C. 阿司匹林   D. 阿托品 + 哌替啶

E. 阿托品 + 阿司匹林

10. 对山莨菪碱叙述错误的是

A. 其人工合成品称 654 – 2   B. 解除内脏平滑肌痉挛

C. 解除血管痉挛，改善微循环   D. 临床可代替阿托品用于胆、肾绞痛

E. 可用于治疗青光眼

11. 相比阿托品，东莨菪碱的特点不包括

A. 对于中枢有抑制作用   B. 具有抗晕止吐作用

C. 抑制腺体分泌作用较强   D. 有抗震颤麻痹作用

E. 对血管和内脏平滑肌解痉作用的选择性较高

12. 琥珀胆碱的药理作用主要为

A. 阻断 M 受体   B. 阻断 N_1 受体

C. 阻断 N_2 受体   D. 使胆碱酯酶活性增强

E. 以上均不是

13. 对除极化型肌松药琥珀胆碱描述错误的是

A. 用药后常见短暂肌束颤动

B. 过量可致呼吸肌麻痹

C. 用于较长时间外科手术维持肌松应静脉滴注

D. 新斯的明能解除其中毒症状

E. 连续用药可产生快速耐受性

14. 给家兔滴眼后可使瞳孔明显扩大的药物是

A. 毒扁豆碱   B. 琥珀胆碱

C. 新斯的明   D. 泮库溴铵

E. 阿托品

15. 阿托品治疗胃肠绞痛所引起的不良反应中，不属于副作用的是

A. 惊厥   B. 尿潴留

C. 口干   D. 心悸

E. 畏光

16. 东莨菪碱不能用于

A. 抗帕金森病   B. 麻醉前给药

C. 解救有机磷酸酯类中毒   D. 抗晕动症

E. 治疗青光眼

17. 琥珀胆碱过量中毒的解救药是
    A. 氯解磷定   B. 阿托品
    C. 新斯的明   D. 毛果芸香碱
    E. 以上均不是

二、B 型题

18 ~ 22 题
    A. 山莨菪碱   B. 阿托品   C. 东莨菪碱
    D. 后马托品   E. 以上皆非

18. 能代替阿托品用于麻醉前给药的药物是
19. 能代替阿托品用于治疗胃肠绞痛的药物是
20. 能代替阿托品用于感染性休克的药物是
21. 能用于儿童验光、配镜，准确测定晶状体屈光度的药物是
22. 能用于成人扩瞳检查眼底的药物是

三、简答题

23. 说明阿托品的药理作用和临床用途。

24. 东莨菪碱和山莨菪碱各有何作用特点？两药分别用于代替阿托品的哪些临床用途？

25. 患者，男，85 岁，左眼老年性白内障（成熟期）。在局麻下行左眼白内障囊外摘除术，术前 1 小时在左眼滴 1% 阿托品眼液 3 次，每次 1 ~ 2 滴。术中见瞳孔不大，为求尽快扩大瞳孔，又滴眼 3 次。当晚 8 点患者出现尿频、尿急及排尿困难。5 小时后上述症状基本消失，排出尿液。术后停用阿托品滴眼液，无以上症状出现。请分析使用阿托品滴眼液的原因及术后出现尿潴留的可能原因。

参考答案

1. B   2. A   3. B   4. C   5. D   6. C   7. D   8. C   9. D   10. E   11. E   12. C
13. D   14. E   15. A   16. E   17. E   18. C   19. A   20. A   21. B   22. D

23. 阿托品能选择性阻断效应器细胞膜上的 M 受体，随着剂量增加，腺体、瞳孔、胃肠道及膀胱平滑肌和心脏依次出现程度不等的效应：①抑制腺体分泌；②扩瞳，升高眼压，调节麻痹（导致远视）；③松弛内脏平滑肌；④解除迷走神经对心脏的抑制作用，使心率加快、传导加速；④大剂量阿托品能解除小血管痉挛，改善微循环，恢复重要器官的血液供应，缓解组织缺氧；⑤兴奋中枢神经系统，严重中毒可由兴奋转为抑制。

    阿托品临床可用于：①解除各种内脏绞痛；②用于全身麻醉前给药、严重的盗汗、流涎症等；③眼科应用于虹膜睫状体炎、验光配镜、检查眼底等；④抗窦房传导阻滞、

房室传导阻滞、窦性心动过缓等缓慢型心律失常；⑤大剂量用于感染性休克；⑥大剂量阿托品用于解除有机磷酸酯类中毒。

24. 东莨菪碱的作用特点：选择性解除内脏平滑肌和外周小血管痉挛，改善微循环。常代替阿托品治疗内脏绞痛和感染性休克。

山莨菪碱的作用特点：外周作用似阿托品，抑制腺体分泌作用较强；抑制中枢神经系统，有镇静、催眠作用，但对呼吸中枢却有兴奋作用。可代替阿托品用于麻醉前给药；也可用于防治晕动症、帕金森病及抗精神病药等引起的肌肉震颤症状。

25. 给该患者使用阿托品是为了扩瞳，利于白内障手术。术后出现尿潴留的可能原因：反复给予阿托品滴眼，可能经鼻泪管有一定量的吸收，造成膀胱平滑肌松弛；而85岁的男性患者常有生理性前列腺肥大，尿道狭窄。故引发排尿困难。

第八章　肾上腺素受体激动药

一、A 型题

1. 可用于房室传导阻滞的药物是
   A. 多巴胺
   B. 肾上腺素
   C. 异丙肾上腺素
   D. 去甲肾上腺素
   E. 酚妥拉明

2. 口服用于上消化道出血的药物是
   A. 多巴胺
   B. 肾上腺素
   C. 去甲肾上腺素
   D. 麻黄碱
   E. 异丙肾上腺素

3. 可用于治疗支气管哮喘的药物是
   A. 多巴胺
   B. 肾上腺素
   C. 去甲肾上腺素
   D. 新斯的明
   E. 间羟胺

4. 多巴胺的作用中与肾上腺素不同的是
   A. 兴奋心脏
   B. 升高血压
   C. 收缩皮肤黏膜血管
   D. 扩张肾血管
   E. 心输出量增加

5. 休克伴肾衰最好选用
   A. 肾上腺素
   B. 多巴胺
   C. 麻黄碱
   D. 去氧肾上腺素
   E. 匹鲁卡品

6. 去甲肾上腺素治疗上消化道出血的给药方法是
   A. 静脉注射
   B. 皮下注射

    C. 肌内注射   D. 口服稀释液

    E. 以上都不对

7. 防治蛛网膜下腔或硬膜外麻醉引起的低血压应选择

    A. 肾上腺素   B. 去甲肾上腺素

    C. 麻黄碱   D. 异丙肾上腺素

    E. 酚妥拉明

8. 静脉滴注剂量过大或时间过长最易引起肾衰竭的药物是

    A. 异丙肾上腺素   B. 肾上腺素

    C. 去甲肾上腺素   D. 多巴胺

    E. 间羟胺

9. 异丙肾上腺素治疗哮喘剂量过大或过于频繁易出现的不良反应是

    A. 中枢兴奋症状   B. 体位性低血压

    C. 舒张压升高   D. 心悸或心动过速

    E. 急性肾衰竭

10. 漏出血管易引起组织缺血坏死的药物是

    A. 肾上腺素   B. 多巴胺

    C. 异丙肾上腺素   D. 间羟胺

    E. 去甲肾上腺素

11. 治疗青霉素引起的过敏性休克首选药是

    A. 肾上腺素   B. 异丙肾上腺素

    C. 多巴胺   D. 去甲肾上腺素

    E. 酚妥拉明

12. 异丙肾上腺素可用于治疗

    A. 心源性哮喘   B. 支气管哮喘

    C. 青光眼   D. 局部止血

    E. 上消化道出血

13. 肾上腺素的禁忌证不包括

    A. 高血压   B. 糖尿病

    C. 器质性心脏病   D. 支气管哮喘

    E. 甲亢

14. 异丙肾上腺素的不良反应不包括

    A. 心悸   B. 头晕

    C. 皮肤潮红   D. 肾衰竭

    E. 心律失常

15. 麻黄碱的作用有

    A. 影响递质释放   B. 抑制心脏

    C. 降低血压   D. 影响递质转化

    E. 收缩支气管

16. 能促进神经末梢递质释放，对中枢有兴奋作用的拟肾上腺素药是
    A. 异丙肾上腺素   B. 肾上腺素
    C. 多巴胺   D. 麻黄碱
    E. 去甲肾上腺素

17. 具有舒张肾血管作用的拟肾上腺素药是
    A. 间羟胺   B. 多巴胺
    C. 去甲肾上腺素   D. 肾上腺素
    E. 麻黄碱

18. 对于过量氯丙嗪引起的低血压，选用对症治疗的药物是
    A. 异丙肾上腺素   B. 麻黄碱
    C. 肾上腺素   D. 去甲肾上腺素
    E. 多巴胺

19. 微量肾上腺素与局麻药配伍的目的主要是
    A. 防治过敏性休克   B. 中枢镇静作用
    C. 局部血管收缩，促进止血   D. 延长局麻作用时间及防治吸收中毒
    E. 防止出现低血压

20. 治疗鼻炎、鼻窦炎出现的鼻黏膜充血，选用的滴鼻药是
    A. 去甲肾上腺素   B. 肾上腺素
    C. 异丙肾上腺素   D. 麻黄碱
    E. 多巴胺

21. 反复应用麻黄碱引起快速耐受性的原因是
    A. 受体被阻断   B. 受体数目减少
    C. 代偿性的胆碱能神经功能增强   D. 递质耗损排空，储存减少
    E. 肝药酶诱导，加快代谢

22. 下列叙述错误的是
    A. 多巴胺激动 α、β_1 和多巴胺受体
    B. 异丙肾上腺素激动 β_1 和 β_2 受体
    C. 麻黄碱激动 α、β_1、β_2 受体
    D. 去甲肾上腺素激动 α、β_2 受体
    E. 肾上腺素激动 α、β 受体

23. 少尿或无尿的休克患者应禁用
    A. 山莨菪碱   B. 异丙肾上腺素
    C. 多巴胺   D. 阿托品
    E. 去甲肾上腺素

二、简答题

24. 患者，女，26 岁。因左踝部肿痛 3 天，局部见脓性分泌物入院诊治。入院检

查：左踝部 3.5cm×3.5cm 大小红肿区，表面见脓性分泌物，局部有压痛。诊断为左足蜂窝组织炎。皮试后，给予青霉素 400 万单位加入 5% GS 中静脉滴注，液体滴入 50ml 后，患者突感呼吸困难、胸闷、心慌、四肢发凉，继之烦躁不安、神志不清。临床诊断为青霉素所致过敏性休克。针对此患者可选用什么药物进行抢救？为什么？

25. 简述肾上腺素、异丙肾上腺素作为强效心脏兴奋药抢救心脏骤停的药理学基础。

参考答案

1. C　2. C　3. B　4. D　5. B　6. D　7. C　8. C　9. D　10. E　11. A　12. B　13. D　14. D　15. A　16. D　17. B　18. D　19. D　20. D　21. D　22. D　23. E

24. 应使用肾上腺素进行抢救。肾上腺素可迅速、有效地缓解过敏性休克的临床症状，是治疗过敏性休克的首选药物，其可以：①激动 α 受体，收缩小动脉和毛细血管前括约肌，降低毛细血管通透性；②激动 β 受体，兴奋心脏，增加心排出量；③扩张支气管，改善肺通气，缓解呼吸困难；④减少过敏介质的释放等。

25. 肾上腺素和异丙肾上腺素均具有强大的心脏兴奋作用，可激动心脏 β_1 受体，使心脏兴奋，心率加快，传导加快，心肌收缩力加强，心输出量增加，并能舒张冠状血管，改善心肌血液供应，是强效心脏兴奋药。其不利的一面是致心肌耗氧量增加，肾上腺素可使正、异位起搏点的自律性均升高，过量或静滴过快时，可引起心律失常，出现期前收缩、心动过速甚至室颤。与肾上腺素相比，异丙肾上腺素对正位起搏点窦房结的作用比异位起搏点强，过量也致心律失常，但较肾上腺素少见。

第九章　肾上腺素受体阻断药

一、A 型题

1. 纠正酚妥拉明过量引起的血压骤降较好的方法是
   A. 肾上腺素静脉点滴　　　　　B. 去甲肾上腺素静脉点滴
   C. 去甲肾上腺素皮下注射　　　D. 麻黄碱肌内注射
   E. 异丙肾上腺素静脉点滴

2. 用酚妥拉明治疗休克，给药前必须注意
   A. 吸氧　　　　　　　　　　　B. 心电监护
   C. 血压　　　　　　　　　　　D. 体温
   E. 补足血容量

3. 选择性 α_1 受体阻断药是
   A. 普萘洛尔　　　　　　　　　B. 酚妥拉明
   C. 酚苄明　　　　　　　　　　D. 哌唑嗪

E. 吲哚洛尔

4. β 受体阻断药的用途不包括
    A. 快速型心律失常
    B. 心绞痛
    C. 高血压
    D. 高脂血症
    E. 辅助治疗甲状腺功能亢进

5. 肾上腺素的升压作用可被哪类药翻转
    A. M 受体阻断药
    B. N 受体阻断药
    C. α 受体阻断药
    D. β 受体阻断药
    E. 以上都不对

6. 给 β 受体阻断药后，异丙肾上腺素的降压作用将会
    A. 出现升压反应
    B. 进一步减压
    C. 减弱甚至消失
    D. 先升压再降压
    E. 导致休克产生

7. 某女，因肺炎、感染性休克急诊入院，立即给予青霉素和去甲肾上腺素静滴，一会儿发现局部皮肤苍白、发凉、患者疼痛。此时应给予何药局部注射
    A. 酚妥拉明
    B. 普萘洛尔
    C. 阿托品
    D. 肾上腺素
    E. 多巴胺

8. 可翻转肾上腺素升压效应的药物是
    A. N_1 受体阻断药
    B. β 受体阻断药
    C. N_2 受体阻断药
    D. M 受体阻断药
    E. α 受体阻断药

9. 治疗外周血管痉挛性疾病的药物是
    A. 拉贝洛尔
    B. 酚妥拉明
    C. 普萘洛尔
    D. 酚苄明
    E. 美托洛尔

10. 可诱发或加重哮喘的药物是
    A. 酚妥拉明
    B. 酚苄明
    C. 普萘洛尔
    D. 阿托品
    E. 哌唑嗪

二、简答题

11. 简述酚妥拉明的药理作用及临床应用。

12. β 受体阻断药有哪些药理作用？临床主要用于治疗哪些疾病？简述其用药监护的要点。

参考答案

1. B 　2. E 　3. D 　4. D 　5. C 　6. C 　7. A 　8. E 　9. B 　10. C

11. 酚妥拉明是非选择性竞争性 α 受体阻断药，可阻断血管 α_1 受体和直接舒张血管，使小动脉和小静脉扩张、血压下降；对心脏有兴奋作用，表现为心肌收缩力加强、心率加快、心输出量增加。临床可用于治疗外周血管痉挛性疾病、组织缺血坏死、感染性休克及急性心梗和充血性心脏病所致的心力衰竭。

12. 阻断心脏 β_1 受体，使心率减慢、传导减慢、心肌收缩力减弱、心输出量减少；阻断支气管平滑肌的 β_2 受体，使支气管平滑肌收缩，对支气管哮喘患者，可诱发或加重哮喘；阻断肾脏近球细胞 β_1 受体，可减少肾素释放，抑制脂肪分解，减弱肾上腺素升血糖作用，延缓用胰岛素后血糖水平的恢复。

临床用于抗心律失常、抗心绞痛及心肌梗死、抗高血压及用于甲亢的辅助治疗。

长期用药不可骤然停药和漏服药物，心功能不全、窦性心动过缓、重度房室传导阻滞和支气管哮喘患者慎用。

第十章　局部麻醉药

一、A 型题

1. 有全能麻醉药之称的局麻药是
    A. 普鲁卡因　　　　　　　　　B. 丁卡因
    C. 利多卡因　　　　　　　　　D. 布比卡因
    E. 辛可卡因

2. 需做皮肤过敏试验的局麻药是
    A. 普鲁卡因　　　　　　　　　B. 丁卡因
    C. 利多卡因　　　　　　　　　D. 布比卡因
    E. 辛可卡因

3. 除局麻作用外，还有抗心律失常作用的药物是
    A. 普鲁卡因　　　　　　　　　B. 丁卡因
    C. 利多卡因　　　　　　　　　D. 布比卡因
    E. 辛可卡因

4. 延长局麻药作用时间的常用方法是
    A. 增加局麻药浓度　　　　　　B. 增加局麻药用量
    C. 加入少量肾上腺素　　　　　D. 肌注少量麻黄碱
    E. 以上都不是

5. 为预防腰麻时出现血压下降，麻醉前可给予
    A. 肾上腺素
    B. 麻黄碱
    C. 多巴胺
    D. 异丙肾上腺素
    E. 去甲肾上腺素

6. 丁卡因不宜用于
    A. 表面麻醉
    B. 浸润麻醉
    C. 腰麻
    D. 传导麻醉
    E. 硬膜外麻醉

7. 局麻药物的作用机制是
    A. 阻断 Na^+ 通道
    B. 阻断 Ca^{2+} 通道
    C. 阻断 K^+ 通道
    D. 阻断 Mg^{2+} 通道
    E. 以上都不是

8. 下列关于局麻药叙述错误的是
    A. 局麻作用是可逆的
    B. 只能抑制感觉神经纤维
    C. 麻醉的顺序为：痛、温、触、压
    D. 局麻作用机制为阻滞 Na^+ 通道
    E. 敏感性与神经纤维的直径（粗细）成反比

9. 普鲁卡因一般不用于
    A. 蛛网膜下腔麻醉
    B. 硬膜外麻醉
    C. 传导麻醉
    D. 浸润麻醉
    E. 表面麻醉

10. 丁卡因最常用于
    A. 浸润麻醉
    B. 蛛网膜下腔麻醉
    C. 传导麻醉
    D. 硬膜外麻醉
    E. 表面麻醉

二、简答题

11. 普鲁卡因、丁卡因、利多卡因分别不用于何种局麻？为什么？

12. 在盐酸丁卡因溶液中加入肾上腺素是否合理？目的是什么？

参考答案

1. C　2. A　3. C　4. C　5. B　6. B　7. A　8. B　9. E　10. E

11. 普鲁卡因一般不用于表面麻醉，因其对皮肤、黏膜穿透力弱；丁卡因因毒性较大（为普鲁卡因的 10 倍左右），一般不用于浸润麻醉；利多卡因因扩散性较强，一般不用于腰麻。

12. 合理。目的是延长局麻作用持续时间，减少局麻药吸收引起急性毒性的机会。

第十一章 镇静催眠药

一、A 型题

1. 下列关于地西泮的描述正确的是
    A. 可用于重症肌无力
    B. 禁用于麻醉前给药
    C. 高血压者慎用
    D. 青光眼禁用
    E. 安全范围大，久用无成瘾性
2. 地西泮的作用不包括
    A. 催眠
    B. 抗惊厥
    C. 抗癫痫
    D. 抗焦虑
    E. 抗抑郁
3. 地西泮与巴比妥类共同的作用是
    A. 抗精神病
    B. 中枢性肌松弛
    C. 抗癫痫
    D. 镇痛
    E. 麻醉
4. 关于水合氯醛的叙述错误的是
    A. 有抗惊厥作用
    B. 有抗癫痫作用
    C. 有镇静催眠作用
    D. 久用无成瘾性
    E. 消化道溃疡者不宜口服
5. 巴比妥类药物中毒致死的主要原因是
    A. 肝功能损害
    B. 呼吸中枢麻痹
    C. 肾功能损害
    D. 循环衰竭
    E. 继发感染

二、B 型题

6～11 题
    A. 地西泮
    B. 水合氯醛
    C. 苯巴比妥
    D. 硫喷妥钠
    E. 司可巴比妥
6. 静脉麻醉首选
7. 癫痫持续状态首选
8. 常采用直肠给药的是
9. 具有抗焦虑作用的药物是
10. 起效最快的药物是

11. 用于癫痫大发作的药物是

三、简答题

12. 比较地西泮和巴比妥类作用的异同点。

13. 患者张某，服用大量巴比妥类药物，出现昏迷，被家属送往医院进行抢救。医生开具处方如下：立即 1∶5000 高锰酸钾溶液洗胃，洗胃后注入硫酸钠 20～30g；静脉滴注 5% 碳酸氢钠 200ml，静注速尿 20～40mg。请分析该处方为什么静脉滴注 5% 碳酸氢钠？

参考答案

1. A　2. E　3. C　4. D　5. B　6. D　7. A　8. B　9. A　10. D　11. C

12. 相同点：镇静催眠、抗惊厥、抗癫痫。不同点：地西泮有抗焦虑、中枢性肌松作用；巴比妥类具有麻醉作用。

13. 静脉滴注 5% 碳酸氢钠的目的是碱化尿液和血液。因为巴比妥类是弱酸性药物，在碱性尿液中解离得多，重吸收少，排泄加快；在碱性血液中解离得多，分布到脑细胞内的较少。

第十二章　抗癫痫药

一、A 型题

1. 对癫痫大发作、小发作和精神运动性发作均有效的药物是
   A. 苯妥英钠　　　　　　　　　B. 苯巴比妥
   C. 扑米酮　　　　　　　　　　D. 乙琥胺
   E. 丙戊酸钠

2. 治疗癫痫持续状态首选
   A. 苯妥英钠肌注　　　　　　　B. 苯巴比妥口服
   C. 地西泮静注　　　　　　　　D. 水合氯醛灌肠
   E. 硫喷妥钠静注

3. 苯妥英钠的用途不包括
   A. 癫痫大发作　　　　　　　　B. 癫痫小发作
   C. 三叉神经痛　　　　　　　　D. 舌咽神经痛
   E. 心律失常

4. 对小发作无效的是
   A. 乙琥胺　　　　　　　　　　B. 丙戊酸钠
   C. 苯妥英钠　　　　　　　　　D. 卡马西平

E. 以上都不是

5. 下列何药既可抗癫痫，又可抗心律失常
   A. 乙琥胺   B. 丙戊酸钠
   C. 苯妥英钠   D. 卡马西平
   E. 以上都不是

6. 选用抗癫痫药物的首要依据是
   A. 发病年龄   B. 发作频率
   C. 发作类型   D. 疾病原因
   E. 脑电图异常程度

二、B 型题

7~9 题

   A. 乙琥胺   B. 地西泮
   C. 丙戊酸钠   D. 卡马西平
   E. 苯妥英钠

7. 易引起齿龈增生

8. 主要用于小发作，对其他发作类型无效

9. 对各型癫痫发作均有效

10~12 题

   A. 卡马西平   B. 地西泮
   C. 丙戊酸钠   D. 乙琥胺
   E. 苯妥英钠

10. 癫痫小发作首选

11. 癫痫大发作首选

12. 癫痫精神运动性发作首选

三、简答题

13. 苯妥英钠长期应用导致的巨幼红细胞性贫血宜用什么药治疗？为什么？

14. 对各型癫痫如何选药？

参考答案

1. E   2. C   3. B   4. C   5. C   6. C   7. E   8. A   9. C   10. D   11. E   12. A

13. 苯妥英钠抑制二氢叶酸还原酶，使叶酸不能转化成活化型四氢叶酸，导致巨幼红细胞性贫血。必须用活化型的亚叶酸钙来治疗。

14.

发作类型	药物选择
大发作	苯妥英钠、苯巴比妥、卡马西平、丙戊酸钠
癫痫持续状态	地西泮、苯巴比妥、苯妥英钠
单纯局限性发作	卡马西平、苯妥英钠、苯巴比妥
精神运动性发作	卡马西平、丙戊酸钠、苯妥英钠、苯巴比妥
小发作	乙琥胺、丙戊酸钠、苯二氮䓬类

第十三章　抗精神失常药

一、A 型题

1. 氯丙嗪对下列哪项病症无效
    A. 精神分裂症
    B. 晕动病呕吐
    C. 抑郁症
    D. 药物引起的呕吐
    E. 顽固性呃逆

2. 氯丙嗪引起的体位性低血压，宜用下列何药来纠正
    A. 肾上腺素
    B. 去甲肾上腺素
    C. 尼可刹米
    D. 东莨菪碱
    E. 安坦

3. 下列抗精神病药物中哪一个引起的锥体外系反应最小
    A. 氯丙嗪
    B. 奋乃静
    C. 氟哌丁醇
    D. 五氟利多
    E. 氯氮平

4. 氯丙嗪抗精神病与阻断哪一部位受体有关
    A. 黑质－纹状体多巴胺受体
    B. 中脑－边缘系统多巴胺受体
    C. 下丘脑－垂体多巴胺受体
    D. 催吐化学感受区多巴胺受体
    E. 以上都不是

5. 氯丙嗪的降温作用主要是由于
    A. 抑制 PGE 的合成
    B. 抑制大脑边缘系统
    C. 抑制体温调节中枢
    D. 阻断纹状体多巴胺受体
    E. 阻断外周 α 受体

6. 氯丙嗪用于人工冬眠主要由于其具有
    A. 镇静安定作用
    B. 抗精神病作用
    C. 对内分泌的影响
    D. 对体温调节中枢的抑制作用
    E. 加强中枢抑制的作用

7. 如何配伍可使氯丙嗪的降温作用最强
  A. 氯丙嗪 + 阿司匹林   B. 氯丙嗪 + 异丙嗪
  C. 氯丙嗪 + 哌替啶   D. 氯丙嗪 + 物理降温
  E. 氯丙嗪 + 苯巴比妥
8. 丙米嗪主要用于治疗
  A. 精神分裂症   B. 焦虑症
  C. 躁狂症   D. 抑郁症
  E. 神经官能症

二、B 型题

9 ~ 13 题
  A. 丙米嗪   B. 地西泮
  C. 碳酸锂   D. 氯氮平
  E. 氯丙嗪

9. 主要用于躁狂症的是
10. 抑郁症可选用
11. 几无椎体外系反应的是
12. 治疗焦虑症选用
13. 人工冬眠合剂之一为

三、简答题

14. 氯丙嗪引起的低血压为什么不能用肾上腺素防治？
15. 氯丙嗪对体温的作用有哪些特点？
16. 患者，男，25 岁，精神分裂症急性期。医生为其开具处方：盐酸氯丙嗪注射液 10mg×5；用法：50mg 缓慢静脉注射。请分析此处方是否合理？氯丙嗪静脉注射时应注意哪些问题？

参考答案

1. B 2. A 3. E 4. B 5. C 6. D 7. D 8. D 9. C 10. A 11. D 12. B 13. E

14. 氯丙嗪引起的低血压是阻断 α 受体所致，可以翻转肾上腺素的升压效应，应用肾上腺素不但不升压，反而使血压明显下降。

15. 氯丙嗪对体温的作用取决于环境温度变化，在外界温度较低时，可使体温降至正常以下。

16. 此处方是合理的。氯丙嗪静脉注射易发生血栓性静脉炎，可用葡萄糖溶液或 0.9% 氯化钠溶液稀释后缓慢注射；不宜与其他药物合用注射。冬眠合剂要现用现配。

第十四章 镇痛药

一、A 型题

1. 吗啡急性中毒致死的主要原因是
   A. 血压下降
   B. 瞳孔呈针尖样
   C. 呼吸麻痹
   D. 尿潴留
   E. 昏迷

2. 吗啡没有下列哪项作用
   A. 镇静
   B. 抑制呼吸
   C. 镇咳
   D. 解痉平喘
   E. 止泻

3. 关于哌替啶作用特点的描述错误的是
   A. 镇痛作用较吗啡弱
   B. 不引起便秘
   C. 成瘾性较吗啡低
   D. 没有呼吸抑制作用
   E. 具有扩血管作用

4. 哌替啶禁用于
   A. 人工冬眠
   B. 各种剧痛
   C. 颅脑外伤伴颅内高压者
   D. 心源性哮喘
   E. 麻醉前给药

5. 吗啡的镇痛机制是
   A. 阻断中枢多巴胺受体
   B. 激动中枢 GABA 受体
   C. 阻断中枢 M 受体
   D. 抑制中枢去甲肾上腺素再摄取
   E. 激动中枢阿片受体

6. 吗啡主要用于
   A. 慢性腹痛
   B. 发热头痛
   C. 分娩止痛
   D. 剧烈疼痛
   E. 以上都不是

7. 下列哪项不是吗啡和哌替啶都有的不良反应
   A. 成瘾性
   B. 胆内压升高
   C. 呼吸抑制
   D. 体位性低血压
   E. 延缓产程

8. 吗啡不能用于慢性钝痛的原因是
   A. 对慢性钝痛效力差
   B. 治疗量即抑制呼吸
   C. 可导致恶心、呕吐
   D. 有成瘾性
   E. 降低血压

9. 临床常用哌替啶代替吗啡的原因是

    A. 作用范围较吗啡广　　　　　　B. 使用方便

    C. 成瘾性弱于吗啡　　　　　　　D. 抑制呼吸作用轻

    E. 无成瘾性

10. 下列哪项不属于吗啡的禁忌证

    A. 分娩止痛　　　　　　　　　　B. 支气管哮喘

    C. 颅内压升高　　　　　　　　　D. 肺源性心脏病

    E. 心源性哮喘

11. 吗啡急性中毒可选用下列何药对抗

    A. 阿托品　　　　　　　　　　　B. 肾上腺素

    C. 普萘洛尔　　　　　　　　　　D. 纳洛酮

    E. 丙米嗪

二、B 型题

12～15 题

    A. 哌替啶　　　　　　　　　　　B. 纳洛酮

    C. 可待因　　　　　　　　　　　D. 吗啡

    E. 芬太尼

12. 镇痛及不良反应弱于吗啡，主要用于镇咳的是

13. 阿片受体阻断药是

14. 分娩止痛可考虑应用

15. 镇痛作用比吗啡强 100 倍，但成瘾性比吗啡轻的是

三、简答题

16. 吗啡为什么用于心源性哮喘？

17. 患者，张某，胆结石突发胆绞痛，到医院就诊。医生开写处方如下：盐酸哌替啶注射液 50mg、硫酸阿托品 0.5mg，立即肌内注射。请分析该处方是否合理，为什么？

参考答案

1. C　2. D　3. D　4. C　5. E　6. D　7. E　8. D　9. C　10. E　11. D　12. C　13. B　14. A　15. E

16. 吗啡用于心源性哮喘是因为：①扩张外周血管，减轻心脏前、后负荷，利于肺水肿消除。②降低呼吸中枢对 CO_2 的敏感性，减弱了过度的呼吸兴奋，使急促浅表的呼吸得以缓解。③吗啡的镇静作用有利于减轻患者的焦虑、恐惧情绪。

17. 该处方是合理的。盐酸哌替啶可用于剧烈疼痛，但用于胆绞痛时因使胆道括约肌收缩，胆内压升高会加重胆绞痛，必须合用阿托品松弛胆道括约肌才能迅速缓解胆绞痛的症状。

第十五章 解热镇痛抗炎药

一、A 型题

1. 解热镇痛药解热作用特点是
    A. 能降低正常人体温
    B. 仅能降低发热病人体温
    C. 解热作用受环境温度的影响明显
    D. 既能降低发热的体温，也能降低正常人的体温
    E. 以上都不是

2. 阿司匹林镇痛作用机制是
    A. 兴奋中枢阿片受体   B. 抑制痛觉中枢
    C. 抑制外周 PG 的合成   D. 阻断中枢的阿片受体
    E. 以上都不是

3. 阿司匹林不能用于
    A. 月经痛   B. 神经痛
    C. 胃肠绞痛   D. 牙痛
    E. 预防脑血栓

4. 小儿病毒性感冒发热不宜使用阿司匹林，主要是因为其可能引起
    A. 过敏反应   B. 瑞夷综合征
    C. 溃疡加重   D. 出血倾向
    E. 水杨酸反应

5. 下列不属于阿司匹林禁忌证的是
    A. 术前 1 周   B. 支气管哮喘
    C. 胃溃疡   D. 血友病
    E. 脑血栓

6. 使用阿司匹林下述哪一个反应最常见
    A. 胃肠道反应   B. 凝血障碍
    C. 诱发哮喘   D. 水杨酸反应
    E. 视力障碍

7. 无抗炎作用的解热镇痛药是
    A. 哌替啶   B. 吗啡
    C. 乙酰水杨酸   D. 对乙酰氨基酚
    E. 美沙酮

8. 阿司匹林不具有下列哪项作用
    A. 解热   B. 镇痛

    C. 抗风湿   D. 抑制体温调节中枢

    E. 抗炎

二、B 型题

9 ~ 12 题

    A. 对乙酰氨基酚   B. 阿司匹林

    C. 吲哚美辛   D. 布洛芬

    E. 保泰松

9. 大量应用对中枢有兴奋作用，精神分裂症患者禁用的是

10 上消化道溃疡者禁用的是

11. 长期大量应用要注意肝损害的是

12. 胃肠道刺激性小，患者易耐受的是

三、名词解释

13. 阿司匹林哮喘

14. 水杨酸反应

四、简答题

15. 比较阿司匹林与吗啡镇痛作用的不同、与氯丙嗪对体温影响的不同。

参考答案

1. B   2. C   3. C   4. B   5. E   6. A   7. D   8. D   9. C   10. B   11. A   12. D

13. 阿司匹林哮喘：是指过敏体质的患者用阿司匹林，可能出现以哮喘等为主要表现的过敏反应。

14. 水杨酸反应：即阿司匹林急性中毒，是指较长时间、较大剂量应用阿司匹林，患者出现头晕、恶心、呕吐、视力模糊、耳鸣等，严重者酸中毒、过度呼吸、昏迷甚至危及生命。

15.

镇痛作用	阿司匹林	吗啡
部位	外周	中枢
机制	抑制前列腺素的合成	激动吗啡受体
强度	中等	强
应用	头疼、肌肉疼、牙疼、神经疼等	各种剧痛
不良反应	胃肠道反应、凝血障碍、过敏反应、水杨酸反应、瑞夷综合征等	依赖（成瘾）性、呼吸中枢抑制等

对体温的影响	阿司匹林	氯丙嗪
机制	抑制体温中枢前列腺素（发热介质）的合成	抑制体温中枢调节功能
与环境温度的关系	无关	受环境温度影响
强度	降至正常体温	配合物理降温，可降至正常体温以下
应用	解热	人工冬眠

第十六章　中枢兴奋药

一、A 型题

1. 治疗量能直接兴奋呼吸中枢，同时刺激颈动脉体和主动脉体化学感受器反射性兴奋呼吸中枢的药物是

    A. 咖啡因   B. 洛贝林

    C. 尼可刹米   D. 哌甲酯

    E. 二甲氟林

2. 安全性较大，不易引起惊厥的是

    A. 咖啡因   B. 洛贝林

    C. 尼可刹米   D. 哌甲酯

    E. 二甲氟林

3. 一氧化碳中毒的首选药是

    A. 可拉明   B. 回苏灵

    C. 咖啡因   D. 洛贝林

    E. 胞磷胆碱

4. 常与解热镇痛抗炎药配伍制成复方制剂的是

    A. 咖啡因   B. 尼可刹米

    C. 哌替啶   D. 吲哚美辛

    E. 麦角胺

5. 一新生儿出生后不哭，口唇和皮肤紫绀，刺激后无反应，医生诊断为新生儿窒息，此时应选用何药解救

    A. 可拉明   B. 回苏灵

    C. 咖啡因   D. 洛贝林

    E. 胞磷胆碱

6. 以下不属于中枢兴奋药的是

    A. 可拉明   B. 回苏灵

    C. 咖啡因   D. 洛贝林

    E. 氯丙嗪

7. 关于呼吸兴奋药描述错误的是

    A. 严格掌握用药剂量

    B. 密切观察患者用药后的反应

    C. 对呼吸衰竭者主要措施是给氧和人工呼吸

    D. 由于维持时间短，在临床急救中常需要反复用药

    E. 对呼吸衰竭者主要措施是应用呼吸兴奋药

8. 应用中枢兴奋药过量出现的主要不良反应是

    A. 肝损害   B. 惊厥

    C. 肾损害   D. 听力损害

    E. 抑制骨髓造血功能

二、B 型题

9～11题

    A. 咖啡因   B. 洛贝林

    C. 尼可刹米   D. 哌甲酯

    E. 二甲氟林

9. 安全范围小，过量易惊厥，儿童慎用的中枢兴奋药是

10. 小剂量主要兴奋大脑皮质的药物是

11. 吗啡急性中毒引起的呼吸抑制，首选的中枢兴奋药是

参考答案

1. C   2. B   3. D   4. A   5. D   6. E   7. E   8. B   9. E   10. A   11. C

第十七章　呼吸系统药物

一、A 型题

1. 预防过敏性哮喘宜选用

    A. 异丙肾上腺素   B. 麻黄碱

    C. 色甘酸钠   D. 肾上腺素

    E. 氨茶碱

2. 适用于胸膜炎干咳伴胸痛者的药物是

    A. 氯化铵   B. 可待因

    C. 咳必清   D. 溴己新

E. 氨茶碱

3. 对支气管哮喘和心源性哮喘都适用的平喘药物是

    A. 异丙肾上腺素   B. 氨茶碱

    C. 肾上腺素   D. 吗啡

    E. 异丙托溴铵

4. 静注过快易引起心律失常，血压骤降甚至惊厥的平喘药是

    A. 氨茶碱   B. 沙丁胺醇

    C. 异丙托溴铵   D. 酮替芬

    E. 氢化可的松

5. 长期应用可引起咽部念珠菌感染的药物是

    A. 氨茶碱   B. 沙丁胺醇

    C. 色甘酸钠   D. 肾上腺素

    E. 倍氯米松

6. 有祛痰和酸化尿液作用的祛痰药是

    A. 氯化铵   B. 溴己新

    C. 乙酰半胱氨酸   D. 羧甲司坦

    E. 以上均不是

7. 急性哮喘发作首选

    A. 色甘酸钠吸入   B. 氨茶碱口服

    C. 沙丁胺醇吸入   D. 麻黄碱口服

    E. 倍他米松口服

二、B 型题

8 ~ 10 题

    A. 氨茶碱   B. 异丙阿托品

    C. 沙丁胺醇   D. 倍氯米松

    E. 色甘酸钠

8. 选择性激动肾上腺素 β_2 受体的是

9. 松弛支气管平滑肌，同时兴奋心肌的是

10. 肥大细胞膜稳定药为

11 ~ 12 题

    A. 氨茶碱   B. 氯化铵

    C. 喷托维林   D. 肾上腺皮质激素

    E. 异丙基阿托品

11. 防治心源性哮喘宜选用

12. 缓解哮喘持续状态宜选用

三、简答题

13. 试述氨茶碱的不良反应和应用注意事项。

14. 患儿，男，12 岁。反复哮喘 3 年，每次持续数天，经输液（抗生素、激素等）可以缓解，但不能剧烈运动，日常活动受限。查体：身材矮小，胸部饱满，因课间活动突发呼吸困难，紧急送往医院救治。诊断：支气管哮喘急性发作。请问该患者应选用何药治疗，并说明其用药护理。

参考答案

1. C   2. B   3. B   4. A   5. E   6. A   7. B   8. C   9. A   10. E   11. A   12. D

13. 氨茶碱的不良反应和应用注意事项有：①局部刺激作用：本药呈强碱性，口服可引起恶心、呕吐，宜饭后服用或服用肠溶片；②中枢兴奋作用：可发生烦躁不安、失眠等，可用镇静药对抗；③心血管反应：静脉注射过快或浓度过高可强烈兴奋心脏，引起心悸、心律失常、血压骤降甚至死亡，必须稀释后缓慢注射，并注意观察患者反应。

14. 该患者应选用选择性 β 受体激动药如沙丁胺醇气雾吸入治疗。用药护理：①向患者介绍哮喘的基本知识，帮助患者寻找并尽量避开过敏源；②与患者共同制订长期管理和防治计划，指导患者了解药物的名称、剂量、用法、注意事项及防治措施，帮助患者及家属掌握药物吸入技术；③嘱患者随身携带支气管舒张气雾剂，出现哮喘发作先兆时，立即吸入并保持平静，以减轻哮喘的发作。沙丁胺醇治疗哮喘发作时多用气雾吸入给药。药物用量过大可致严重心律失常，一旦出现，应立即停药，对症处理。

第十八章　消化系统药物

一、A 型题

1. 下列配伍用药不合理的是
   A. 碳酸氢钠 + 庆大霉素　　　　　B. 氧化镁 + 碳酸钙
   C. 胃舒平 + 胃酶合剂　　　　　　D. 氢氧化铝 + 三硅酸镁
   E. 碳酸钙 + 三硅酸镁

2. 关于硫酸镁的描述，不正确的是
   A. 利胆　　　　　　　　　　　　B. 降低血压
   C. 胃骼肌松弛　　　　　　　　　D. 中枢兴奋
   E. 导泻

3. 选择性阻断 M_1 受体的胃酸分泌药为
   A. 哌仑西平　　　　　　　　　　B. 奥美拉唑
   C. 西咪替丁　　　　　　　　　　D. 丙谷胺

E. 碳酸氢钠

4. 只阻断外周多巴胺受体而镇吐的药物是
    A. 甲氧氯普胺   B. 氯丙嗪
    C. 多潘立酮   D. 苯海拉明
    E. 异丙嗪

5. 既能保护胃黏膜，又能抗幽门螺杆菌的药物是
    A. 雷尼替丁   B. 哌仑西平
    C. 奥美拉唑   D. 米索前列醇
    E. 枸橼酸铋钾

6. 硫酸镁注射过量所致低血压的对抗药是
    A. 去甲肾上腺素   B. 间羟胺
    C. 多巴胺   D. 氯化钙
    E. 肾上腺素

7. 酚酞属于
    A. 容积性泻药   B. 渗透性泻药
    C. 接触性泻药   D. 润滑性泻药
    E. 刺激性泻药

8. 下列药物中，具有抗幽门螺杆菌作用的是
    A. 奥美拉唑   B. 西咪替丁
    C. 硫糖铝   D. 米索前列醇
    E. 多潘立酮

9. 长期使用有抗雄激素作用引起阳痿的抗消化性溃疡药是
    A. 氢氧化铝   B. 西咪替丁
    C. 哌仑西平   D. 碳酸氢钠
    E. 硫糖铝

10. 对细胞色素 P–450 肝药酶活性抑制较强的药物是
    A. 雷尼替丁   B. 法莫替丁
    C. 西咪替丁   D. 奥美拉唑
    E. 哌仑西平

11. 能通过抑制胃酸分泌的最后环节而发挥治疗作用的药物是
    A. 西咪替丁   B. 哌仑西平
    C. 奥美拉唑   D. 丙谷胺
    E. 枸橼酸铋钾

12. 阻断胃壁细胞 H^+ 泵的抗消化性溃疡药是
    A. 丙谷胺   B. 西咪替丁
    C. 哌仑西平   D. 奥美拉唑
    E. 硫糖铝

13. 使胃蛋白酶活性增强的药物是
    A. 胰酶   B. 稀盐酸
    C. 乳酶生   D. 奥美拉唑
    E. 氢氧化铝

14. 长期大剂量服用可产生成瘾性的止泻药是
    A. 地芬诺酯   B. 阿托品
    C. 药用炭   D. 鞣酸蛋白
    E. 双八面蒙脱石

15. 严重胃溃疡患者不宜使用的药物是
    A. 氢氧化铝   B. 氢氧化镁
    C. 三硅酸镁   D. 碳酸钙
    E. 奥美拉唑

二、简答题

16. 患者，女，38 岁。上腹部疼痛 3 年余，时轻时重，无明显诱因，近 10 余天加重，伴"烧心"，饥饿时疼痛明显，饭后缓解，常夜间痛醒。诊断为消化性溃疡。对此患者临床治疗原则是什么？应该选用什么药物？如何进行用药护理？

17. 某孕妇住院保胎期间突然发生惊厥，诊断为妊娠高血压综合征。医生给予硫酸镁静脉滴注进行抢救。滴注过程中患者突然出现头晕、冷汗、呼吸困难。查体：肌腱反射消失，血压急剧下降，已无法测得。此时应该如何抢救？

参考答案

1. C   2. D   3. A   4. C   5. E   6. D   7. C   8. A   9. B   10. C   11. C   12. D
13. B   14. A   15. D

16. 治疗原则及治疗药物：①抑制胃酸分泌药：西咪替丁或奥美拉唑；②黏膜保护药：硫糖铝、枸橼酸铋钾或米索前列醇；③抗幽门螺杆菌药：阿莫西林、罗红霉素或甲硝唑。

三类药合用疗效更佳，因为消化性溃疡的发病主要是由于黏膜局部损伤因素和防御因素之间的平衡失调所致。患者伴有烧心，表明胃酸分泌过多，如果病情较轻，选择抗酸药即可，如果病情较重，抑酸药是必需的；配伍黏膜保护药可提高疗效；配伍抗幽门螺杆菌药可提高治愈率、降低复发率。

17. 应立即静脉注射钙剂进行抢救，同时进行人工呼吸。

第十九章 血液和造血系统药物

一、A型题

1. 下列何药可促进铁剂的吸收
   A. 碳酸氢钠　　　　　　　　　　B. 钙盐
   C. 四环素　　　　　　　　　　　D. 维生素 C
   E. 氢氧化铝

2. 硫酸亚铁仅用于治疗
   A. 小细胞低色素性贫血　　　　　B. 巨幼红细胞性贫血
   C. 再生障碍性贫血　　　　　　　D. 自身免疫性贫血
   E. 溶血性贫血

3. 叶酸和维生素 B_{12} 可用于治疗
   A. 小细胞低色素性贫血　　　　　B. 巨幼红细胞性贫血
   C. 再生障碍性贫血　　　　　　　D. 溶血性贫血
   E. 以上都不是

4. 口服硫酸亚铁常见的不良反应是
   A. 心悸　　　　　　　　　　　　B. 胃肠道反应
   C. 过敏反应　　　　　　　　　　D. 粒细胞减少
   E. 溶血反应

5. 8 个月小儿，面黄来诊，自幼母乳喂养，未加辅食，初诊为营养性巨幼红细胞性贫血。下述哪项处理最重要
   A. 增加辅助食品　　　　　　　　B. 使用维生素 B_{12}、叶酸
   C. 口服铁剂　　　　　　　　　　D. 口服维生素 C
   E. 输血

6. 肝素过量所致的出血可选用何药对抗
   A. 维生素 K　　　　　　　　　　B. 酚磺乙胺
   C. 鱼精蛋白　　　　　　　　　　D. 垂体后叶素
   E. 氨甲苯酸

7. 输血时为防止血液凝固常在血液中加入
   A. 鱼精蛋白　　　　　　　　　　B. 枸橼酸钠
   C. 维生素 K　　　　　　　　　　D. 链激酶
   E. 华法林

8. 严重肝病患者手术前，最需要补充的维生素是
   A. 维生素 A　　　　　　　　　　B. 维生素 B
   C. 维生素 C　　　　　　　　　　D. 维生素 K

E. 维生素 E

9. 口服用于防止血栓形成的药物是

A. 肝素   B. 华法林

C. 枸橼酸钠   D. 尿激酶

E. 维生素 K

二、B 型题

10~12 题

A. 维生素 K   B. 肝素

C. 华法林   D. 垂体后叶素

E. 链激酶

10. 早产儿、新生儿出血应选用

11. 体外循环可选用

12. 肺咯血及门脉高压引起的上消化道出血宜选用

三、简答题

13. 简述右旋糖酐的药理作用和临床应用。

14. 患者，女，19 岁。因月经量大，头晕、乏力、倦怠 4 月余，近半个月伴心慌。体检见面色、口唇和眼睑黏膜苍白，匙状指甲。实验室检查：Hb 62g/L，RBC 3.0 × 10^{12}/L，网织红细胞计数 2.1%，血清铁 8.5 μmol/L，总铁结合力 62.3μmol/L，红细胞呈小细胞低色素。诊断为缺铁性贫血。医生处方：①硫酸亚铁，每次 0.3g，每日 3 次，饭后服。②维生素 C，每次 0.2g，每日 3 次，饭后服。③维生素 B_{12}，每次 0.25mg/ml，隔日 1 次，肌内注射。请分析该患者的用药是否合理。

参考答案

1. D   2. A   3. B   4. B   5. C   6. B   7. B   8. D   9. B   10. A   11. B   12. D

13. ①扩充血容量：静脉滴注后通过其胶体渗透压吸收血管外的水分而扩充血容量，维持血压；②抗凝血：右旋糖酐可抑制血小板聚集，并降低凝血因子Ⅱ的活性，防止血栓形成；③可抑制红细胞聚集，降低血液黏滞性，改善微循环；④渗透性利尿作用。

14. 该患者用药不合理。该患者诊断为缺铁性贫血，是由急慢性失血（月经过多）所致，使用铁剂硫酸亚铁治疗效果佳，因其口服可刺激胃肠道引起恶心、呕吐等症状，故应饭后服；维生素 C 可促进 Fe^{3+} 转变为 Fe^{2+}，有助于铁的吸收。但维生素 B_{12} 主要用于治疗恶性贫血，与叶酸合用治疗巨幼红细胞性贫血，对缺铁性贫血效果较差，所以不宜应用。

第二十章　抗高血压药

一、A 型题

1. 高血压伴有心绞痛者宜选用
   A. 普萘洛尔　　　　　　　　　B. 卡托普利
   C. 利血平　　　　　　　　　　D. 硝普钠
   E. 哌唑嗪

2. ACEI 最常见的不良反应为
   A. 咳嗽　　　　　　　　　　　B. 直立性低血压
   C. 肝功能损害　　　　　　　　D. 肾功能损害
   E. 白细胞减少

3. 长期使用利尿药的降压机制主要是
   A. 排 Na^+ 利尿，降低血容量　　B. 减少小动脉壁细胞内 Na^+
   C. 降低血浆肾素活性　　　　　D. 增加血浆肾素活性
   E. 抑制醛固酮分泌

4. 血管紧张素转换酶抑制剂的降压特点不包括
   A. 适用于各型高血压
   B. 降压时可使心率加快
   C. 长期应用不易引起电解质和脂质代谢障碍
   D. 可防止和逆转高血压患者血管壁增厚和心肌肥厚
   E. 能改善高血压患者的生活质量，降低病死率

5. 通过阻断血管紧张素 II 受体而发挥抗高血压作用的药物是
   A. 氯沙坦　　　　　　　　　　B. 哌唑嗪
   C. 卡托普利　　　　　　　　　D. 硝普钠
   E. 可乐定

6. 肾性高血压最好选用
   A. 卡托普利　　　　　　　　　B. 可乐定
   C. 肼屈嗪　　　　　　　　　　D. 氨氯地平
   E. 米诺地尔

7. 关于普萘洛尔降压机制的叙述错误的是
   A. 阻断心脏的 β_1 受体，减少心排出量
   B. 阻断肾小球旁器的 β_1 受体，抑制肾素分泌
   C. 阻断突触前膜的 β_2 受体，减少去甲肾上腺素分泌
   D. 抑制血管紧张素转换酶，减少肾素的释放
   E. 阻断中枢的 β 受体，减少外周交感神经释放去甲肾上腺素

8. 某原发性高血压患者，吸烟史 20 年，饮酒史 12 年，体形肥胖，目前血压 165/100mmHg，下列健康教育内容哪项错误

    A. 保持情绪稳定   B. 适量运动

    C. 高热量，高糖饮食   D. 戒烟

    E. 低盐饮食

9. 可用于高血压危象的药物是

    A. 硝普钠   B. 可乐定

    C. 吲达帕胺   D. 尼群地平

    E. 氢氯噻嗪

10. 高血压合并支气管哮喘的患者不宜用

    A. 地高辛   B. 苯海拉明

    C. 普萘洛尔   D. 青霉素

    E. 维生素 C

11. 伴有抑郁症的患者不宜用

    A. 肼屈嗪   B. 利血平

    C. 普萘洛尔   D. 卡托普利

    E. 哌唑嗪

12. 具有抗心律失常、抗高血压及抗心绞痛作用的药物是

    A. 氯沙坦   B. 普萘洛尔

    C. 卡托普利   D. 硝普钠

    E. 可乐定

13. 40 岁女性患者，幼年即患糖尿病，需要胰岛素维持治疗。近来血压升高，需给予抗高血压药治疗，可选择下列哪种药物

    A. 氢氯噻嗪   B. 普萘洛尔

    C. 卡托普利   D. 二氮嗪

    E. 利血平

14. 患者，男，60 岁，患高血压心脏病数年，有时因激动或过劳而发生心绞痛，最初经休息后尚可自行缓解，几天之后心绞痛加重并有心律失常，此时合理的治疗方案为

    A. 硝酸甘油 + 硝酸异山梨酯   B. 普萘洛尔 + 维拉帕米

    C. 地尔硫卓 + 普萘洛尔   D. 硝酸甘油 + 普萘洛尔

    E. 地尔硫卓 + 维拉帕米

15. 患者，女，58 岁，患有高血压。一日与家人怄气后突然头痛、眩晕、视物模糊，选用硝普钠治疗，静脉滴注时错误的操作是

    A. 遵医嘱准确控制滴速   B. 始终严密监测血压等

    C. 药液应现配现用   D. 避光纸包裹静滴容器

    E. 静滴受阻时挤压输液管，增加滴速

二、B 型题

16～18 题

  A. 中枢性降压药   B. 利尿药

  C. 可乐定   D. 普萘洛尔

  E. 利血平

16. 高血压伴有痛风的患者不宜用

17. 高血压伴消化道溃疡的患者可选用

18. 高血压合并窦性心动过速的患者宜选用

19～20 题

  A. 氢氯噻嗪   B. 卡托普利

  C. 美卡拉明   D. 尼莫地平

  E. 肼屈嗪

19. 高血压伴有糖尿病的患者不宜用

20. 伴脑血管痉挛的高血压患者宜选用

三、简答题

21. 简述一线抗高血压药有哪几类，每类各举一例代表药。

22. 患者，男，60 岁。有高血压病史 10 年。近日检查：血压 165/100mmHg，空腹血糖 9.4mmol/L，尿蛋白（+）。请分析该患者应首选何种降压药，并说明选药依据及该药常见的不良反应及用药护理。

参考答案

  1. A   2. A   3. A   4. B   5. A   6. A   7. D   8. C   9. A   10. C   11. B   12. B   13. C   14. D   15. E   16. B   17. C   18. D   19. A   20. D

  21. 一线抗高血压药包括：①利尿药：氢氯噻嗪；②钙通道阻滞药：硝苯地平；③β 受体阻断药：普萘洛尔；④ACE 抑制药：卡托普利。目前，血管紧张素 II 受体阻断药如氯沙坦等的应用日益增多，同归为常用抗高血压药。

  22. 该患者应首选血管紧张素 I 转化酶抑制药，其代表药是卡托普利。①依据：该患者为中度高血压、血糖偏高、尿蛋白（+），卡托普利降压迅速、显著，可增加机体对胰岛素的敏感性，扩张肾血管增加肾血流量，不易引起电解质紊乱和脂质代谢障碍，可降低肾小球损伤的可能性。对伴有慢性肾功能不全、糖尿病的高血压患者有效。②常见不良反应：低血压、刺激性干咳，部分可发生高血钾，久用可致血锌降低。③用药护理：告知患者用卡托普利后的干咳现象在停药后可自行消失，难以忍受者，可考虑更换药物。用药期间注意监测血压，以防发生低血压。长期服用可引起皮疹、味觉及嗅觉缺损，补锌可以缓解。用药前询问、评估患者，如有肾功能异常、妊娠等，应报告医生，建议慎用或禁用。

第二十一章　抗心绞痛药

一、A 型题

1. 心绞痛急性发作时，应立即给予
   - A. 普萘洛尔
   - B. 硝苯地平
   - C. 阿托品
   - D. 硝酸甘油
   - E. 阿司匹林

2. 下面对于心绞痛患者的用药指导，不妥的是
   - A. 坚持服用预防心绞痛的药物
   - B. 运动和情绪激动前含服硝酸甘油，预防心绞痛发作
   - C. 随身携带硝酸甘油片
   - D. 硝酸甘油应避光保存，放置在固定地点
   - E. 定期检查并更换药物

3. 硝酸甘油舒张血管的机制是
   - A. 直接松弛血管平滑肌
   - B. 兴奋血管平滑肌 α 受体
   - C. 阻断血管平滑肌 β_2 受体
   - D. 在平滑肌及血管内皮细胞中产生 NO
   - E. 阻断血管平滑肌电压依赖性钙通道

4. 下述哪种不良反应与硝酸甘油扩血管作用无关
   - A. 心率加快
   - B. 搏动性头痛
   - C. 直立性低血压
   - D. 升高眼内压
   - E. 高铁血红蛋白血症

5. 硝酸甘油最常用的给药途径是
   - A. 经皮肤
   - B. 静脉注射
   - C. 口服
   - D. 舌下含化
   - E. 吸入

6. 伴有支气管哮喘的心绞痛患者不宜选用下列哪种药物
   - A. 硝酸甘油
   - B. 普萘洛尔
   - C. 单硝酸异山梨酯
   - D. 硝苯地平
   - E. 维拉帕米

7. 瓶装硝酸甘油开启后，一般保质期是
   - A. 1 周
   - B. 1 个月
   - C. 3 个月
   - D. 6 个月
   - E. 1 年

8. 硝酸甘油在治疗心绞痛时，常与下列哪个药物联合
 A. 硝苯地平　　　　　　　　　B. 普萘洛尔
 C. 单硝酸异山梨酯　　　　　　D. 卡托普利
 E. 维拉帕米

9. 普萘洛尔的抗心绞痛作用与下列哪个受体有关
 A. M 受体　　　　　　　　　　B. N 受体
 C. α 受体　　　　　　　　　　D. β_1 受体
 E. β_2 受体

10. 抗心绞痛药物的主要作用是
 A. 增加耗氧，降低供氧　　　　B. 增加耗氧，增加供氧
 C. 降低耗氧，降低供氧　　　　D. 降低耗氧，增加供氧
 E. 对耗氧和供氧无影响

二、B 型题

11 ~ 14 题
 A. 硝酸甘油　　　　　　　　　B. 普萘洛尔
 C. 硝苯地平　　　　　　　　　D. 卡托普利
 E. 维拉帕米

11. 稳定型心绞痛首选
12. 变异型心绞痛宜选用
13. 变异型心绞痛禁用
14. 伴有心率加快的心绞痛宜选用

三、简答题

15. 为什么临床上治疗心绞痛，经常联合使用硝酸甘油和普萘洛尔？

16. 当稳定型心绞痛急性发作时，护理人员应如何应用所学药理学知识实施用药护理？

参考答案

1. D　2. A　3. D　4. E　5. D　6. B　7. D　8. B　9. D　10. D　11. A　12. C
13. B　14. B

15. 普萘洛尔与硝酸甘油合用于心绞痛时，普萘洛尔可以对抗硝酸甘油可能引起的心率加快的缺点；硝酸甘油可以避免普萘洛尔可能引起的冠脉痉挛、心室容积增加的缺点。两者可以互相取长补短，协同增加心肌血供、降低心肌耗氧量。

16. 稳定型心绞痛急性发作时，护理人员应让患者取坐位或半卧位，立即含服硝酸甘油或用硝酸甘油喷雾剂向口腔、舌下黏膜喷射，若 5 分钟内不见效，可隔 5 分钟再用

一次，最多可连续使用3次，同时立即报告医生处理。严密观察用药后血压变化以及常见的不良反应，用药后若出现剧烈头痛、重度头晕、晕厥及低血压等，或心绞痛较原来加重、持续时间延长，或出现特殊不适如心悸、心律失常、心动过速、心动过缓、气喘、水肿等症状要立即告知医生。

教导患者应遵医嘱定时服药，不可随意加用药物，切忌服药期间饮酒；药物应随身携带，放在随手可及的地方，以备急用；告之家属应知道抢救药物的存放地点，以便在紧急时帮助患者服用药物。药物应避光、密封、阴凉处保存，片剂应密封保存在有色玻璃瓶内，用后应立即拧紧瓶盖，以防失效。有效期一般为6个月，舌下含化后，如有灼热、舌麻等刺激感是药效的结果，不必惊慌，如含服后无此反应表明药物可能失效，应及时更换。

劝告患者平常应避免各种危险因子（如过劳、饱食、精神紧张及冷刺激等），注意减肥，低脂饮食，适度锻炼，严格戒烟，建立良好的生活方式。

第二十二章　抗充血性心力衰竭药

一、A型题

1. 下列强心苷中毒处理措施错误的是
   A. 及时停药　　　　　　　　　　　B. 适当补充氯化钾
   C. 出现缓慢心律失常可用阿托品　　D. 合用高效能利尿药促进其排泄
   E. 以上都不是

2. 下列属于强心苷中毒停药指征的是
   A. 出现黄视、绿视　　　　　　　　B. 出现恶心、呕吐
   C. 心率低于60次/分　　　　　　　 D. 出现头痛、眩晕
   E. A＋C

3. 地高辛的临床应用不包括
   A. 慢性心功能不全　　　　　　　　B. 心房颤动
   C. 阵发性室上性心动过速　　　　　D. 心房扑动
   E. 室性心动过速

4. 常用于抢救急性心功能不全的快速短效类洋地黄制剂是
   A. 毒毛花苷K　　　　　　　　　　B. 地高辛
   C. 洋地黄毒苷　　　　　　　　　　D. 多巴胺
   E. 多巴酚丁胺

5. 用强心苷治疗慢性心力衰竭是
   A. 对因治疗　　　　　　　　　　　B. 对症治疗
   C. 高敏性　　　　　　　　　　　　D. 特异质反应
   E. 耐受性

6. 强心苷对下列何种疾病导致的心衰疗效较差甚至无效
    A. 高血压心脏病　　　　　　　　B. 心瓣膜病
    C. 先天性心脏病　　　　　　　　D. 心衰伴有房颤
    E. 缩窄性心包炎

7. 洋地黄药物治疗心衰，最危险的中毒表现是
    A. 食欲减退、恶心、呕吐　　　　B. 头痛、头晕伴黄疸
    C. 室颤　　　　　　　　　　　　D. 室性早搏呈二联律
    E. Ⅱ度房室传导阻滞

8. 强心苷中毒出现室性早搏及室性心动过速宜选用
    A. 苯妥英钠　　　　　　　　　　B. 奎尼丁
    C. 维拉帕米　　　　　　　　　　D. 异丙肾上腺素
    E. 普萘洛尔

9. 服用洋地黄类药物前，应注意测量
    A. 体温　　　　　　　　　　　　B. 脉搏
    C. 呼吸　　　　　　　　　　　　D. 体重
    E. 血压

10. 给予心衰患者利尿剂的目的是
    A. 保护肾脏　　　　　　　　　　B. 排出过多的血钾
    C. 加强心肌收缩力　　　　　　　D. 增加消化功能
    E. 排出过多的体液

二、B 型题

11 ~ 14 题
    A. 胃肠道反应　　　　　　　　　B. 室性早搏
    C. 室颤　　　　　　　　　　　　D. 黄视、绿视
    E. 水肿

11. 强心苷最严重的不良反应是
12. 强心苷最早出现的不良反应是
13. 强心苷最常见的心律失常表现为
14. 强心苷最特异性的不良反应是

15 ~ 18 题
    A. 抑制 $Na^+ - K^+ - ATP$ 酶　　B. 抑制磷酸二酯酶
    C. 激动 β_1 受体　　　　　　　D. 减轻水钠潴留
    E. 抑制血管紧张素转化酶

15. 米力农作用是
16. 多巴酚丁胺作用是
17. 西地兰作用是

18. 贝那普利作用是

三、简答题

19. 强心苷的不良反应有哪些？简述对应用强心苷的患者，临床护理要注意哪些问题？

20. 血管转化酶抑制剂为何可治疗心衰？

参考答案

1. D　2. E　3. E　4. A　5. A　6. E　7. C　8. A　9. B　10. E　11. B　12. A　13. B　14. D　15. B　16. C　17. A　18. E

19. 强心苷安全范围较小，一般治疗量已接近中毒量的 60%，且个体差异大，不良反应发生率较高。主要的不良反应：胃肠道反应、中枢神经系统反应、视觉障碍和心脏毒性。

对应用强心苷的患者，临床护理要注意：向患者宣教用药注意事项、可能出现的不良反应及预防措施，促使患者配合治疗。①与患者进行心理沟通，帮助患者缓解焦虑不安的情绪，避免劳累、精神刺激和呼吸道感染；注意饮食调节，如少食多餐、低盐控酒、多食含钾食物，减少激烈的活动，保证充足的睡眠。②嘱患者严格遵守医嘱，不要自行停药，如有漏服不要自行补服或两次药合在一起服用，以免发生中毒。③教会患者自检心衰症状（如体重增加、呼吸困难、水肿等）和自测脉搏的方法。

20. 血管紧张素转化酶抑制剂能抑制体循环及局部组织中的血管紧张素转化酶的活性，使 AngⅡ生成减少，醛固酮分泌减少，血管舒张，血容量减少，减轻心脏前后负荷，可缓解 CHF 症状；并且可逆转心肌肥厚、心室重构及抑制心肌纤维化，从而改善预后，降低 CHF 的病死率。目前，已成为 CHF 治疗的首选药物之一。

第二十三章　抗心律失常药

一、A 型题

1. 下列易诱发全身性红斑狼疮样反应的药物是
   A. 普萘洛尔　　　　　　　　　B. 奎尼丁
   C. 维拉帕米　　　　　　　　　D. 普鲁卡因胺
   E. 苯妥英钠

2. 奎尼丁和普鲁卡因胺抗心律失常的主要原理是
   A. 促进 K^+ 外流　　　　　　　B. 阻滞 Na^+ 内流
   C. 阻滞 Ca^{2+} 内流　　　　　　D. 阻滞 K^+ 内流
   E. 促进 Na^+ 内流

3. 利多卡因对哪种心律失常无效
  A. 心肌梗死致室性心律失常
  B. 强心苷中毒致室性心律失常
  C. 心室纤颤
  D. 室上性心律失常
  E. 室性早搏

4. 治疗急性心肌梗死所致室性心律失常的首选药物是
  A. 奎尼丁
  B. 胺碘酮
  C. 普萘洛尔
  D. 利多卡因
  E. 维拉帕米

5. 治疗强心苷中毒引起的快速型心律失常的最佳药物是
  A. 苯妥英钠
  B. 普萘洛尔
  C. 胺碘酮
  D. 维拉帕米
  E. 奎尼丁

6. 治疗强心苷所致窦性心动过缓和房室传导阻滞的最佳药物是
  A. 奎尼丁
  B. 阿托品
  C. 异丙肾上腺素
  D. 麻黄碱
  E. 肾上腺素

7. 奎尼丁引起的"金鸡纳反应"，不包括以下哪种症状
  A. 恶心呕吐
  B. 耳鸣
  C. 视觉障碍
  D. 头昏头痛
  E. 血压升高

8. 长期应用可出现角膜色素沉积的是
  A. 奎尼丁
  B. 胺碘酮
  C. 维拉帕米
  D. 利多卡因
  E. 苯妥英钠

二、B 型题

9～12 题
  A. 奎尼丁
  B. 利多卡因
  C. 普萘洛尔
  D. 维拉帕米
  E. 阿托品

9. 窦性心动过缓宜选用
10. 窦性心动过速宜选用
11. 室性心律失常宜选用
12. 阵发性室上性心动过速宜选用

13～16 题
  A. 普萘洛尔
  B. 维拉帕米
  C. 利多卡因
  D. 奎尼丁

E. 胺碘酮

13. Ⅰa 类药物是

14. Ⅱ类药物是

15. Ⅲ类药物是

16. Ⅳ类药物是

三、简答题

17. 普萘洛尔对哪些类型的心律失常效果好，为什么？

18. 说出利多卡因抗心律失常的临床应用及用药护理。

参考答案

1. D　2. B　3. D　4. D　5. A　6. B　7. E　8. B　9. E　10. C　11. B　12. D
13. D　14. A　15. E　16. D

17. 普萘洛尔主要用于室上性心律失常，如窦性心动过速、心房颤动及心房扑动、室上性阵发性心动过速等，对交感神经过度兴奋引起的窦性心动过速效果尤佳。原因是普萘洛尔能阻断 β_1 受体，抑制交感神经活性，降低窦房结、心房、浦肯野纤维的自律性。

18. 利多卡因主要用于室性心律失常，包括心脏手术、强心苷类等药物引起的室性心动过速、心室颤动、室性早搏等室性心律失常。急性心肌梗死诱发的室性心动过速、心室颤动首选本品。

用药前进行护理评估及用药护理宣教，了解患者病史及机体状况，掌握患者相关临床资料，尤其是心电图，详细询问患者是否服用过抗心律失常药物及用法。用药期间应严密监测心电图、呼吸频率、血压的变化，并注意患者心慌、胸闷、气短以及精神状况的变化；观察有无恶心、呕吐，以及个别患者对药物过敏反应等症状。及时报告医生，采取相应措施处理，以提高用药安全性。静脉滴注要严格控制剂量、浓度和滴速，最好用微滴管及输液泵使输入的药量精确，防止过量。

第二十四章　调血脂药

一、A 型题

1. 下列哪个药物降低 LDL 和 TC 的作用最明显

　　A. 烟酸　　　　　　　　　　B. 多烯脂肪酸

　　C. 普罗布考　　　　　　　　D. 洛伐他汀

　　E. 非诺贝特

2. 影响胆固醇吸收的药物是

    A. 考来烯胺

                    B. 烟酸

    C. 多烯脂肪酸

                    D. 硫酸软骨素 A

    E. 普罗布考

3. 洛伐他汀的降脂机制为

    A. 抑制磷酸二酯酶

                    B. 抑制 HMG – CoA 还原酶

    C. 抑制血管紧张素转换酶

                    D. 激活 HMG – CoA 还原酶

    E. 增强脂蛋白脂酶活性

4. 下列哪种食物富含 ω – 3 型多烯脂肪酸

    A. 大豆

                    B. 小麦

    C. 鸡蛋

                    D. 深海鱼类

    E. 果仁

二、B 型题

5~8 题

    A. 考来烯胺

                    B. 烟酸

    C. 辛伐他汀

                    D. 普罗布考

    E. 吉非贝齐

5. 可能引起骨骼肌溶解症的药物是

6. 升高血浆 HDL 最好的药物是

7. 属于苯氧酸类的药物是

8. IIa 型高脂蛋白血症首选

三、简答题

9. 说出常用降血脂药物的分类及代表药物。

参考答案

1. D 2. A 3. B 4. D 5. C 6. B 7. E 8. A

9. 3 – 羟基 –3 – 甲基戊二酰辅酶 A（HMC – CoA）还原酶抑制药：洛伐他汀。

胆汁酸结合树脂：考来烯胺。

苯氧酸类药：吉非贝齐。

多烯脂肪酸：n –6PUFAs（ω –6）。

抗氧化剂：普罗布考。

动脉内皮保护药：藻酸双酯钠。

第二十五章　利尿药和脱水药

一、A 型题

1. 用于急性肺水肿的药物是
   A. 呋塞米
   B. 螺内酯
   C. 乙酰唑胺
   D. 甘露醇
   E. 氨苯蝶啶

2. 药物中毒时，加速毒物的排泄最好选用
   A. 甘露醇
   B. 山梨醇
   C. 呋塞米
   D. 氢氯噻嗪
   E. 氨苯蝶啶

3. 糖尿病伴有水肿的患者不宜选用
   A. 呋塞米
   B. 氢氯噻嗪
   C. 螺内酯
   D. 氨苯蝶啶
   E. 甘露醇

4. 伴有醛固酮增多的顽固性水肿宜选用
   A. 呋塞米
   B. 氢氯噻嗪
   C. 乙酰唑胺
   D. 螺内酯
   E. 氨苯蝶啶

5. 下列哪项不是噻嗪类的作用
   A. 利尿作用
   B. 抗利尿作用
   C. 降压作用
   D. 升高血钾
   E. 降低血钾

6. 降低颅内压治疗脑水肿的首选药是
   A. 甘露醇
   B. 山梨醇
   C. 高渗葡萄糖
   D. 呋塞米
   E. 螺内酯

7. 使用甘露醇脱水治疗的护理措施哪项不妥
   A. 气温低时应先加热使结晶溶解
   B. 必要时可重复使用
   C. 注射时不能漏出血管外
   D. 缓慢静滴以免加重心脏负担
   E. 注射速度不宜过快

8. 化脓性脑膜炎患儿有颅内高压症状时首选
   A. 20% 甘露醇静脉推注
   B. 50% 葡萄糖静脉推注
   C. 呋塞米肌肉注射
   D. 50% 甘油口服
   E. 地塞米松肌内注射

9. 氨苯蝶啶的利尿机制是
    A. 直接抑制 $K^+ - Na^+$ 交换
    B. 竞争醛固酮受体
    C. 抑制碳酸酐酶
    D. 增加肾小球滤过率
    E. 抑制磷酸二酯酶

10. 脱水药消除组织水肿的给药途径是
    A. 口服
    B. 静脉注射
    C. 肌内注射
    D. 皮下注射
    E. 以上都不是

11. 下列哪种利尿药与氨基糖苷类合用会加重耳毒性
    A. 依他尼酸
    B. 氢氯噻嗪
    C. 螺内酯
    D. 氨苯蝶啶
    E. 阿米洛利

12. 呋塞米利尿作用的部位是
    A. 髓袢升支粗段皮质部
    B. 髓袢降支粗段皮质部
    C. 髓袢升支粗段髓质部
    D. 髓袢降支粗段髓质部
    E. 髓袢升支粗段皮质部和髓质部

13. 呋塞米没有下列哪种不良反应
    A. 水与电解质紊乱
    B. 高尿酸血症
    C. 耳毒性
    D. 减少 K^+ 外排
    E. 胃肠道反应

14. 氨苯蝶啶的利尿部位在
    A. 髓袢升支粗段
    B. 远曲小管和集合管
    C. 近曲小管
    D. 髓袢升支粗段皮质部
    E. 髓袢升支粗段髓质部

15. 关于利尿药的叙述正确的是
    A. 氨苯蝶啶为醛固酮拮抗剂
    B. 螺内酯可引起低血钾
    C. 呋塞米为渗透性利尿药
    D. 痛风患者应慎用螺内酯
    E. 呋塞米对尿液的稀释功能和浓缩功能均有影响

二、简答题

16. 呋塞米的主要不良反应和用药监护的要点有哪些?
17. 甘露醇的药理作用、临床应用、禁忌证有哪些?

参考答案

1. A　2. A　3. B　4. D　5. D　6. A　7. C　8. A　9. A　10. B　11. A　12. E
13. D　14. B　15. E

16. 呋塞米可引起水和电解质紊乱、听力损害、胃肠道反应。

用药过程中应监测电解质，应注意补钾或加服留钾利尿药，避免和其他具有耳毒性的药物联合应用。

17. 甘露醇具有脱水作用和利尿作用。临床可用于防治急性肾衰竭、脑水肿及青光眼。

禁忌证：①已确诊为急性肾小管坏死的无尿患者，包括对试用甘露醇无反应者，因甘露醇积聚引起血容量增多，加重心脏负担；②严重失水者；③颅内活动性出血者，因扩容加重出血，但颅内手术时除外；④急性肺水肿，或严重肺淤血。

第二十六章　子宫兴奋药和子宫抑制药

一、A 型题

1. 对宫口已全开，无产道障碍而宫缩乏力的产妇应选用
   A. 小剂量缩宫素静脉滴注　　　　B. 大剂量缩宫素静脉滴注
   C. 小剂量麦角新碱静脉滴注　　　D. 大剂量麦角新碱静脉滴注
   E. 大剂量麦角胺静脉滴注

2. 缩宫素用于催产和引产的重要依据是
   A. 对子宫兴奋作用强大
   B. 临产时子宫对缩宫素最敏感
   C. 使子宫体产生节律性收缩，又能使子宫颈松弛
   D. 作用时间短不影响胎儿呼吸
   E. 作用强度与剂量大小无关

3. 麦角新碱不宜用于催产和引产是因为
   A. 抑制呼吸　　　　　　　　　　B. 易导致血压下降
   C. 易致子宫强直性收缩　　　　　D. 对子宫体的兴奋作用大于对宫颈
   E. 对妊娠子宫比未孕子宫敏感

4. 麦角新碱治疗产后出血的主要依据是其能
   A. 收缩血管　　　　　　　　　　B. 引起子宫强直性收缩
   C. 促进凝血过程　　　　　　　　D. 促进血管修复
   E. 对宫体和宫颈的作用无差异

5. 下列治疗偏头痛最有效的药物是
   A. 阿司匹林　　　　　　　　　　B. 吗啡
   C. 麦角新碱　　　　　　　　　　D. 麦角胺 + 咖啡因
   E. 哌替啶

6. 下列何药具有抗早孕作用
   A. 缩宫素　　　　　　　　　　　B. 麦角新碱
   C. 前列腺素 E_2　　　　　　　　D. 利凡诺

E. 麦角胺

7. 下列抑制子宫平滑肌收缩的药物是

 A. 缩宫素   B. 麦角新碱

 C. 前列腺素   D. 利托君

 E. 麦角胺

二、简答题

8. 为什么大剂量缩宫素不可以用于催产或引产，它有什么用途？

9. 同样为子宫平滑肌兴奋药，为什么缩宫素可用于催产和引产，而麦角生物碱却不能？

参考答案

1. A   2. C   3. C   4. B   5. D   6. C   7. D

8. 大剂量缩宫素能使子宫平滑肌产生强直性收缩，因而不能用于催产和引产。可用于产后出血的止血，通过压迫肌层内血管而产生止血作用。

9. 小剂量缩宫素可使子宫体和子宫底产生节律性收缩，却使子宫颈松弛，利于胎儿娩出，因而可用于催产和引产。而麦角生物碱类药物对子宫体和子宫颈的兴奋作用无明显差异，易引起子宫产生强直性收缩，故不能用于催产和引产。

第二十七章　抗组胺药

一、A 型题

1. H_1 受体阻断药对下列何种病症效果好

 A. 过敏性休克   B. 胃溃疡

 C. 过敏性哮喘   D. 荨麻疹

 E. 胃炎

2. 某驾驶员患有过敏性鼻炎，工作期间宜选用

 A. 苯海拉明   B. 异丙嗪

 C. 氯苯那敏   D. 西替利嗪

 E. 曲吡那敏

3. H_1 受体阻断药对下列哪一变态反应疗效差

 A. 过敏性鼻炎   B. 血管神经性水肿

 C. 支气管哮喘   D. 荨麻疹

 E. 昆虫叮咬所致的皮肤瘙痒

4. 刘女士，准备出差，为预防晕车，应选用下列哪种药物
　　A. 苯海拉明　　　　　　　　　　B. 特非那定
　　C. 西替利嗪　　　　　　　　　　D. 氯苯那敏
　　E. 阿司咪唑

5. 以下不属于 H_1 受体阻滞药的是
　　A. 氯丙嗪　　　　　　　　　　　B. 异丙嗪
　　C. 苯海拉明　　　　　　　　　　D. 氯苯那敏
　　E. 阿司咪唑

二、B 型题

6 ~ 8 题
　　A. 氯苯那敏　　　　　　　　　　B. 异丙嗪
　　C. 西咪替丁　　　　　　　　　　D. 糖皮质激素
　　E. 西替利嗪

6. 有抗组胺作用但无中枢抑制作用的是
7. 既有抗组胺作用又有较强的中枢抑制作用的是
8. 属于 H_2 受体阻滞药的是

三、简答题

9. 第二代 H_1 受体阻断药有何特点？有哪些常用药物？

10. 患者，男，22 岁。吃对虾后，全身皮肤散在出现大小不等的红色风团，剧痒，诊断为"荨麻疹"。可使用什么药物治疗？用药护理应注意什么？

参考答案

1. D　　2. D　　3. C　　4. A　　5. B　　6. E　　7. A　　8. C

9. 第二代 H_1 受体阻断药有特非那定、阿司咪唑、西替利嗪、氯雷他定等。作用特点是不易透过血脑屏障，中枢抑制作用比较弱，作用持久，被广泛应用，对机器操作者、驾驶员或高空作业者工作期间适用。但过量的特非那定和阿司咪唑可引起室性心动过速，应予以注意。

10. 该患者可选用 H_1 受体阻断药。用药护理：①叮嘱患者避免或减少接触过敏源。过敏反应发生时，应遵医嘱合理选择药物，并尽早服药。②应告诫患者服药期间可能出现嗜睡、头晕、注意力不集中等不良反应，故用药后不宜驾驶车船、操纵机器或从事其他需要注意力高度集中的工作，以免发生意外。③本类药物主要经口服给药，为减轻胃肠道反应，应嘱患者餐后服药。苯海拉明、异丙嗪、氯苯那敏可以选择大肌群深部肌内注射，因刺激性强而不宜皮下注射。④过量中毒主要表现为中枢抗胆碱作用，出现口干、心动过速、尿潴留、惊厥等，应对症治疗。

第二十八章 肾上腺皮质激素类药

一、A 型题

1. 糖皮质激素用于严重感染的作用是
   A. 中和破坏细菌内毒素
   B. 促进毒素的排泄
   C. 对抗细菌外毒素
   D. 提高机体免疫功能
   E. 提高机体对内毒素的耐受力

2. 糖皮质激素用于严重感染时必须
   A. 逐渐加大剂量
   B. 加用促皮质激素
   C. 与有效、足量的抗菌药合用
   D. 用药至症状改善 1 周以巩固疗效
   E. 合用肾上腺素防止休克

3. 使用糖皮质激素治疗的患者宜采用下列何种饮食
   A. 低盐、低糖、高蛋白
   B. 低盐、低糖、低蛋白
   C. 低盐、高糖、低蛋白
   D. 低盐、高糖、高蛋白
   E. 高盐、高糖、高蛋白

4. 临床应用糖皮质激素时，采用隔日疗法是为了
   A. 防止诱发或加重感染
   B. 防止发生类肾上腺皮质功能亢进症
   C. 与内源性糖皮质激素产生协同作用
   D. 减少对下丘脑 – 垂体 – 肾上腺皮质轴的负反馈
   E. 减少肝脏对糖皮质激素的分解破坏

5. 下列何种药抗炎作用最强
   A. 可的松
   B. 泼尼松龙
   C. 氢化可的松
   D. 地塞米松
   E. 泼尼松

6. 下列哪一项不是糖皮质激素的禁忌证
   A. 活动性溃疡
   B. 肾病综合征
   C. 妊娠初期
   D. 重症高血压
   E. 严重精神病

7. 长期使用糖皮质激素类药可引起
   A. 低血糖
   B. 低血钠
   C. 低血钾
   D. 高血钙
   E. 低血压

8. 下列哪种疾病不宜使用糖皮质激素类药
   A. 感染性休克
   B. 结核性脑膜炎

    C. 水痘　　　　　　　　　　　D. 系统性红斑狼疮

    E. 急性淋巴细胞性白血病

9. 肝功能不全患者不宜选用

    A. 可的松　　　　　　　　　　B. 泼尼松龙

    C. 氢化可的松　　　　　　　　D. 地塞米松

    E. 倍他米松

10. 糖皮质激素隔日疗法的给药时间最好在

    A. 早上 3~5 点　　　　　　　　B. 上午 7~9 点

    C. 中午 12 点　　　　　　　　 D. 下午 3~5 点

    E. 晚上 7 点

11. 大剂量糖皮质激素突击疗法用于

    A. 肾病综合征　　　　　　　　B. 湿疹

    C. 过敏性休克　　　　　　　　D. 慢性肾上腺皮质功能不全

    E. 红斑狼疮

12. 小剂量糖皮质激素替代疗法用于治疗

    A. 肾上腺皮质瘤　　　　　　　B. 肾病综合征

    C. 肾上腺嗜铬细胞瘤　　　　　D. 腺垂体功能减退

    E. 垂体肿瘤

13. 患者，男，20 岁。因额部脓肿就诊，医生给予泼尼松进行治疗，每次 5mg，每日 3 次。3 天后，患者额部脓肿逐渐消退，继续服药两天，患者突然出现高热、昏迷，心率 110 次/分，血压 70/40mmHg，诊断为"感染性休克"。该患者出现这种结果与糖皮质激素的哪项作用有关

    A. 抗炎作用　　　　　　　　　B. 抗毒作用

    C. 抗免疫作用　　　　　　　　D. 抗休克作用

    E. 以上都不是

14. 上题中，患者额部脓肿逐渐消退与糖皮质激素的哪项作用有关

    A. 抗炎作用　　　　　　　　　B. 抗毒作用

    C. 抗免疫作用　　　　　　　　D. 抗休克作用

    E. 以上都不是

15. 对 13 题中的患者应采用何种措施

    A. 立即停用泼尼松　　　　　　B. 立即应用大剂量抗生素

    C. 立即应用大剂量糖皮质激素　D. 立即进行抗休克治疗

    E. 立即应用大剂量抗生素，同时应用大剂量糖皮质激素并进行抗休克治疗

二、B 型题

16~18 题

    A. 小剂量替代疗法　　　　　　B. 先给足负荷量，然后给维持量

C. 一般剂量长期使用　　　　　D. 大剂量突击短时治疗

E. 大剂量长期使用

16. 中毒性休克宜采用

17. 肾上腺皮质功能不全宜采用

18. 自身免疫性疾病宜采用

19~21题

A. 水钠潴留作用　　　　　B. 抑制成纤维细胞增生

C. 促进胃酸分泌　　　　　D. 兴奋中枢神经

E. 抑制免疫功能，只抗炎不抗菌

19. 糖皮质激素禁用于精神病是因为

20. 糖皮质激素禁用于高血压及心衰是因为

21. 糖皮质激素禁用于溃疡病是因为

三、名词解释

22. 隔日疗法

23. 替代疗法

四、简答题

24. 糖皮质激素的作用与用途有哪些？

25. 长期使用糖皮质激素类药物可引起哪些不良反应？突然停药可引起什么后果？应如何预防？

参考答案

1. E　2. C　3. A　4. D　5. D　6. B　7. C　8. C　9. A　10. B　11. C　12. D　13. C　14. A　15. E　16. D　17. A　18. C　19. D　20. A　21. B

22. 隔日疗法：是指用糖皮质激素治疗某些慢性疾病时将两日总量在隔日早上8时左右一次性给予，可最大限度减轻对垂体的抑制，从而减少停药反应的发生。

23. 替代疗法：是指对激素分泌不足的患者，长期使用小剂量激素以维持机体正常生理功能。

24. 糖皮质激素的作用包括：①抗炎作用；②抗毒作用；③抗免疫作用；④抗休克作用；⑤对血液系统的作用：升高红细胞、中性白细胞和血小板，降低淋巴细胞、嗜酸性粒细胞；⑥影响物质代谢。

用途：①治疗严重感染；②防止某些炎症后遗症；③治疗各种休克；④治疗自身免疫性疾病和变态反应性疾病；⑤治疗某些血液病；⑥替代疗法；⑦局部外用。

25. 长期应用糖皮质激素可引起的不良反应有：①引起类肾上腺皮质功能亢进症；②诱发或加重感染；③诱发或加重溃疡；④诱发或加重高血压、心功能不全；⑤诱发或加重精神失常；⑥诱发或加重糖尿病；⑦其他：如骨质疏松、伤口愈合延迟等。

突然停药可引起：①肾上腺皮质功能减退；②反跳现象。

防治措施：①采用隔日疗法；②停药前逐渐减量；③停药前 1 周，每天注射 1 次 ACTH。

第二十九章　甲状腺激素和抗甲状腺药

一、A 型题

1. 卡比马唑抗甲状腺作用的机制是
   A. 使促甲状腺激素释放减少
   B. 抑制甲状腺腺泡增生
   C. 拮抗已合成的甲状腺素
   D. 拮抗促甲状腺素
   E. 抑制甲状腺腺泡细胞内过氧化物酶，妨碍甲状腺素合成

2. 丙硫氧嘧啶治疗甲亢的严重不良反应是
   A. 瘙痒
   B. 药疹
   C. 粒细胞缺乏症
   D. 关节痛
   E. 咽痛、喉水肿

3. 下列哪项不是硫脲类的用途
   A. 甲亢的内科治疗
   B. 与放射性碘合用于甲亢以增加疗效
   C. 治疗单纯性甲状腺肿
   D. 甲亢术前准备
   E. 甲亢危象综合治疗

4. 甲亢术前准备应选用
   A. 大剂量碘剂单用
   B. 小剂量碘剂单用
   C. 硫脲类单用
   D. 先用硫脲类，术前加大剂量碘剂
   E. 先用硫脲类，术前加小剂量碘剂

5. 可抑制甲状腺球蛋白水解酶，抑制 T_3、T_4 释放的是
   A. 甲状腺素
   B. 小剂量碘
   C. 大剂量碘
   D. 放射性碘
   E. 硫脲类

二、B 型题

6~7 题
   A. 可诱发心绞痛和心肌梗死
   B. 可致粒细胞缺乏症
   C. 可致甲状腺功能低下
   D. 对甲状腺激素代谢无作用，仅改善甲亢症状
   E. 使甲状腺组织退化、血管减少、腺体缩小变韧

6. 甲状腺素

7. 普萘洛尔

参考答案

1. E 2. C 3. C 4. D 5. C 6. A 7. D

第三十章 胰岛素及口服降糖药

一、A 型题

1. 胰岛素的常用给药途径是
    A. 口服   B. 皮下注射
    C. 肌内注射   D. 静脉注射
    E. 舌下含服

2. 下列关于胰岛素制剂作用持续时间的描述错误的是
    A. 精蛋白锌胰岛素是长效的   B. 普通胰岛素是短效的
    C. 低精蛋白锌胰岛素是中效的   D. 珠蛋白锌胰岛素是短效的
    E. 以上都正确

3. 双胍类药物治疗糖尿病的机制是
    A. 增强胰岛素的作用   B. 促进组织摄取葡萄糖等
    C. 刺激内源性胰岛素的分泌   D. 阻滞 ATP 敏感的钾通道
    E. 增加靶细胞膜上胰岛素受体的数目

4. 合并重度感染的糖尿病患者应选用
    A. 氯磺丙脲   B. 格列本脲
    C. 格列吡嗪   D. 普通胰岛素
    E. 精蛋白锌胰岛素

5. 磺脲类药物的主要副作用是
    A. 恶心、呕吐   B. 低血糖反应
    C. 肝功能损害   D. 白细胞减少
    E. 皮肤瘙痒

6. 直接刺激胰岛 β 细胞释放胰岛素的降糖药是
    A. 二甲双胍   B. 苯乙双胍
    C. 阿卡波糖   D. 甲苯磺丁脲
    E. 甲硫氧嘧啶

7. 对胰岛功能丧失的糖尿病患者有降糖作用的药物是
    A. 格列本脲   B. 苯乙双胍

    C. 氯磺丙脲   D. 甲苯磺丁脲

    E. 格列齐特

8. 兼有抗利尿作用的降糖药是

    A. 甲苯磺丁脲   B. 二甲双胍

    C. 格列本脲   D. 氯磺丙脲

    E. 苯乙福明

9. 下列哪种糖尿病患者不需首选胰岛素治疗

    A. 轻症糖尿病   B. 合并严重感染的糖尿病

    C. 幼年重型糖尿病   D. 合并创伤及手术的糖尿病

    E. 合并妊娠的糖尿病

二、B 型题

10 ~ 11 题

    A. 中效类胰岛素   B. 长效类胰岛素

    C. 磺酰脲类   D. α – 葡萄糖苷酶抑制药

    E. 双胍类

10. 阿卡波糖属

11. 苯乙福明属

三、简答题

12. 简述胰岛素的作用、用途和主要不良反应。

13. 简述口服降糖药的类型、作用与应用。

参考答案

1. B   2. D   3. B   4. D   5. B   6. D   7. B   8. D   9. A   10. D   11. E

12. 胰岛素的作用有：①降低血糖；②调节脂肪代谢；③调节蛋白质代谢；④降低血钾，促进 K^+ 进入细胞内，增加细胞内 K^+ 浓度，可纠正细胞内缺钾，降低血钾。

用途包括：①治疗胰岛素依赖型糖尿病（1 型糖尿病）；②治疗经饮食控制及口服降糖药治疗无效的非胰岛素依赖型糖尿病（2 型糖尿病）；③治疗糖尿病伴严重并发症如酮症酸中毒、高渗性昏迷；④治疗糖尿病合并感染、妊娠、分娩、创伤及手术等应激情况；⑤纠正细胞内缺钾以防治心肌梗死或其他原因引起的心律失常。

常见不良反应有低血糖、胰岛素耐受、过敏、局部反应等。

13. 口服降糖药的类型、作用和应用为：

（1）促胰岛素分泌剂：包括磺酰脲类和非磺酰脲类，主要用于胰岛功能尚存的轻、中度 2 型糖尿病。

（2）胰岛素增敏剂：噻唑烷二酮类，主要用于 2 型及有胰岛素抵抗的糖尿病。

（3）α‐葡萄糖苷酶抑制剂：阿卡波糖、伏格列波糖，主要用于 2 型糖尿病。

（4）双胍类：苯乙双胍、二甲双胍，对 2 型糖尿病肥胖患者效果较好，可作为首选。

主要不良反应为乳酸性酸中毒，较为严重。

第三十一章　性激素类药和避孕药

一、A 型题

1. 雌激素的临床应用不包括哪一项
    A. 绝经期综合征　　　　　　　　B. 卵巢功能不全和闭经
    C. 乳房胀痛和回乳　　　　　　　D. 前列腺癌和青春期痤疮
    E. 先兆流产

2. 雄激素的临床应用不包括哪一项
    A. 无睾症和类无睾症　　　　　　B. 功能性子宫出血
    C. 晚期乳腺癌　　　　　　　　　D. 青春期痤疮
    E. 小儿再生障碍性贫血

3. 孕激素的临床应用不包括哪一项
    A. 先兆流产　　　　　　　　　　B. 功能性子宫出血
    C. 老年性阴道炎　　　　　　　　D. 痛经
    E. 子宫内膜异位症

4. 雌激素的不良反应不包括哪一项
    A. 恶心、食欲不振　　　　　　　B. 子宫出血
    C. 白细胞减少　　　　　　　　　D. 水肿
    E. 诱发子宫癌

5. 下列哪项不属于女用避孕药
    A. 主要抑制排卵的药物　　　　　B. 主要阻碍受精的药物
    C. 主要干扰孕卵着床的药物　　　D. 棉酚
    E. 主要影响子宫和胎盘功能的药物

6. 干扰孕卵着床的避孕药最大的优点是
    A. 无类早孕反应　　　　　　　　B. 不引起阴道不规则出血
    C. 避孕成功率高　　　　　　　　D. 可长期服用
    E. 应用不受月经周期限制

7. 抑制排卵的避孕药的严重不良反应是
    A. 子宫不规则出血或闭经　　　　B. 类早孕反应
    C. 哺乳妇女乳汁减少　　　　　　D. 乳房肿大
    E. 乳房胀痛

8. 孕激素避孕药的主要作用环节是
    A. 抑制排卵   B. 抗着床
    C. 影响子宫收缩   D. 影响胎盘功能
    E. 杀灭精子

9. 复方炔诺酮片的主要避孕作用机制是
    A. 通过反馈机制，抑制排卵
    B. 抑制子宫内膜正常增殖，不利于受精卵着床
    C. 使宫颈黏液变稠，精子不易进入子宫腔
    D. 抑制子宫和输卵管活动，改变受精卵运行速度
    E. 抑制卵巢黄体分泌激素

10. 关于探亲避孕药的服药时间正确的描述是
    A. 必须在排卵前   B. 必须在排卵后
    C. 必须在排卵期   D. 月经周期任何一天
    E. 必须在月经来潮的第五天

二、B 型题

11～14 题
    A. 己烯雌酚   B. 甲羟孕酮
    C. 甲睾酮   D. 苯丙酸诺龙
    E. 复方炔诺酮片

11. 绝经期综合征可选用
12. 先兆流产可选用
13. 功能性子宫出血可选用
14. 营养不良或手术恢复期可选用

参考答案

1. E   2. D   3. C   4. C   5. D   6. E   7. A   8. B   9. A   10. D   11. A   12. B
13. C   14. D

第三十二章　抗微生物药概述

一、A 型题

1. 评价化疗药物安全性的重要指标是
    A. 生物利用度   B. 化疗指数
    C. 抗菌活性   D. 抗菌后效应

E. 抗菌谱

2. 抗菌药抑制或杀灭病原微生物的能力称为

A. 抗菌药物　　　　　　　　B. 抗菌谱

C. 抗菌活性　　　　　　　　D. 耐受性

E. 抗菌后效应

3. 抗微生物药物的抗菌范围称为

A. 抗菌谱　　　　　　　　　B. 抗菌活性

C. 耐药性　　　　　　　　　D. 抗菌机制

E. 化疗指数

4. 病原微生物与抗菌药接触后，当药物浓度低于最低抑菌浓度或被机体消除后，对病原微生物仍有抑制作用，这种现象称为

A. 后遗效应　　　　　　　　B. 特异质反应

C. 抗菌后效应　　　　　　　D. 继发反应

E. 变态反应

5. 对青霉素产生耐药性的主要原因是病原体产生了

A. β - 内酰胺酶　　　　　　B. 钝化酶

C. 自溶酶　　　　　　　　　D. 氧化酶

E. 还原酶

6. 下列关于抗菌药合理应用的叙述不合理的为

A. 尽早确定病原菌

B. 尽早预防性使用抗菌药

C. 根据患者的肝、肾功能合理选择用药

D. 根据患者的感染部位选择用药

E. 尽量避免局部使用抗菌药

二、名词解释

7. 抗生素

8. 抗菌谱

9. 抗菌后效应

10. 耐药性

11. 化疗指数

三、简答题

12. 简述如何合理应用抗菌药物。

参考答案

1. B　2. C　3. A　4. C　5. A　6. B

7. 抗生素：指某些微生物（包括细菌、真菌、放线菌等）在代谢中产生的、能抑制或杀灭其他病原微生物的化学物质。

8. 抗菌谱：指抗菌药物的抗菌范围。

9. 抗菌后效应：指病原微生物与抗菌药接触后，当药物浓度低于最低抑菌浓度或被机体消除后，仍对病原微生物有抗菌作用的现象。

10. 耐药性：指病原微生物对抗菌药的敏感性降低甚至消失的现象。

11. 化疗指数：指化疗药物的半数致死量（LD_{50}）与半数有效量（ED_{50}）的比值。

12. 合理应用抗菌药物应遵循以下原则：①尽早确定病原菌；②根据抗菌药的作用特点和患者的感染部位选药；③根据患者的生理、病理特点合理用药；④严格控制预防用药；⑤防止抗菌药的滥用；⑥合理联合应用。

第三十三章 β–内酰胺类抗生素

一、A 型题

1. 对青霉素最易产生耐药性的细菌是
   A. 溶血性链球菌　　　　　　　　B. 肺炎链球菌
   C. 破伤风芽孢梭菌　　　　　　　D. 白喉棒状杆菌
   E. 金黄色葡萄球菌

2. 青霉素对下列哪种病原体无效
   A. 脑膜炎奈瑟菌　　　　　　　　B. 梅毒螺旋体
   C. 大肠埃希菌　　　　　　　　　D. 放线菌
   E. 白喉棒状杆菌

3. 治疗猩红热的首选药是
   A. 青霉素 G　　　　　　　　　　B. 红霉素
   C. 庆大霉素　　　　　　　　　　D. 环丙沙星
   E. 头孢唑啉

4. 青霉素 G 对下列何种疾病无效
   A. 猩红热　　　　　　　　　　　B. 蜂窝组织炎
   C. 流脑　　　　　　　　　　　　D. 大叶性肺炎
   E. 伤寒

5. 青霉素过敏性休克抢救应首选
   A. 肾上腺素　　　　　　　　　　B. 去甲肾上腺素
   C. 地塞米松　　　　　　　　　　D. 氯苯那敏
   E. 多巴胺

6. 治疗梅毒的首选药是
   A. 青霉素　　　　　　　　　　　B. 链霉素

    C. 四环素   D. 氯霉素

    E. 阿米卡星

7. 破伤风梭菌感染应选用

    A. 青霉素 + 链霉素   B. 青霉素 + 氯霉素

    C. 青霉素 + 破伤风抗毒素   D. 青霉素 + 红霉素

    E. 青霉素 + 头孢菌素

8. 对青霉素的描述正确的是

    A. 更换批号时不需要重新做皮试

    B. 青霉素属于静止期杀菌剂

    C. 作用靶点是细胞膜

    D. 天然青霉素中,青霉素 G 的性质不稳定、毒性大

    E. 一旦发生过敏性休克,应皮下或肌内注射 0.1% 肾上腺素,必要时使用糖皮
       质激素和抗组胺药等

9. 对铜绿假单胞菌有作用的半合成青霉素是

    A. 羧苄西林   B. 阿莫西林

    C. 氨苄西林   D. 苯唑西林

    E. 美西林

10. 肺炎球菌肺炎患者首选的治疗药物是

    A. 青霉素 G   B. 链霉素

    C. 氯霉素   D. 庆大霉素

    E. 四环素

11. 患者,男性,19 岁。受凉后 2 日突然寒战发热,体温39℃,咳嗽,伴有白色黏稠痰,右侧胸痛,吸气时加重。右下肺叩诊浊音,可闻及病理性支气管呼吸音。外周血白细胞计数 12.0×10^9/L,中性粒细胞0.84。在医嘱中护士最可能看到的治疗药物是

    A. 利福平   B. 青霉素

    C. 红霉素   D. 万古霉素

    E. 庆大霉素

12. 丙磺舒提高青霉素疗效的机制是

    A. 降低体液 pH 值   B. 抑制肾小球对青霉素的滤过

    C. 抑制肾小管对青霉素的分泌   D. 增加细胞壁对青霉素的通透性

    E. 增大了青霉素的抗菌范围

13. 克拉维酸与阿莫西林配伍的主要药理学基础是

    A. 可使阿莫西林口服吸收更好   B. 可使阿莫西林自肾小管分泌减少

    C. 克拉维酸可抑制 β – 内酰胺酶   D. 可使阿莫西林用量减少、毒性降低

    E. 克拉维酸抗菌谱广,抗菌活性强

14. 对肾脏基本无毒性的头孢菌素类药物是

    A. 头孢噻吩   B. 头孢噻肟

  C. 头孢氨苄   D. 头孢唑啉

  E. 头孢拉啶

二、B 型题

15 ~ 18 题

  A. 第一代头孢菌素类   B. 第二代头孢菌素类

  C. 第三代头孢菌素类   D. 半合成青霉素类

  E. 第四代头孢菌素类

15. 阿莫西林为

16. 头孢拉啶为

17. 头孢呋辛为

18. 头孢匹罗为

三、简答题

19. 青霉素类抗生素最严重的不良反应是什么？如何防治？

20. 试述头孢菌素类药物的特点。

参考答案

  1. E   2. E   3. A   4. E   5. A   6. A   7. C   8. E   9. A   10. A   11. B   12. C
13. C   14. B   15. D   16. A   17. B   18. E

  19. 青霉素类抗生素最严重的不良反应是过敏性休克。其防治措施为：①用药前详细询问过敏史，有青霉素过敏史者禁止使用。②凡初次使用、用药间隔 72 小时以上或更换批号者必须做皮肤过敏试验（皮试）。皮试阳性者禁用。③青霉素应临用前配制，及时用完；宜用 0.9% 氯化钠注射液配制，避免配伍用药；避免在饥饿时用药；避免局部用药。注射完毕后注意观察患者 20 分钟以上。④做好抢救药品及设备的准备。⑤一旦发生过敏性休克应立即皮下或肌内注射 0.1% 肾上腺素 0.5 ~ 1ml，严重者应稀释后缓慢静注或静滴。必要时使用糖皮质激素、H_1 受体阻断药及其他对症处理药物。严重者须做气管切开、人工呼吸等。

  20. 头孢菌素类药物的特点如下表：

分类	G^+菌	G^-菌	铜绿假单胞菌	肾损害
一代	强	弱	无	有
二代	不如一代	强	无	轻
三代	不如二代	更强	有	几乎无
四代	强	强	有	几乎无

第三十四章 大环内酯类和林可霉素类抗生素

一、A 型题

1. 不属于大环内酯类抗生素的是
   A. 红霉素　　　　　　　　　　　B. 阿奇霉素
   C. 林可霉素　　　　　　　　　　D. 克拉霉素
   E. 罗红霉素

2. 红霉素的最常见不良反应是
   A. 胃肠反应　　　　　　　　　　B. 过敏反应
   C. 中枢反应　　　　　　　　　　D. 肾损害
   E. 耐药性

3. 下列哪项不是红霉素的临床应用
   A. 百日咳　　　　　　　　　　　B. 结核病
   C. 支原体肺炎　　　　　　　　　D. 衣原体肺炎
   E. 军团菌病

4. 下列对红霉素的叙述，错误的是
   A. 碱性抗生素　　　　　　　　　B. 窄谱抗生素
   C. 抗菌活性比青霉素 G 弱　　　　D. 属于杀菌剂
   E. 主要作用于 G^+ 菌

5. 治疗急、慢性化脓性骨髓炎最好选用
   A. 克林霉素　　　　　　　　　　B. 青霉素
   C. 红霉素　　　　　　　　　　　D. 头孢氨苄
   E. 阿奇霉素

6. 静注或静滴易引起注射部位疼痛和血栓性静脉炎的药物为
   A. 罗红霉素　　　　　　　　　　B. 青霉素
   C. 红霉素　　　　　　　　　　　D. 克林霉素
   E. 阿奇霉素

7. 林可霉素最易出现的不良反应是
   A. 过敏反应　　　　　　　　　　B. 腹泻
   C. 一过性粒细胞减少症　　　　　D. 肝损害
   E. 肾损害

二、B 型题

8~12 题
   A. 乳糖酸红霉素　　　　　　　　B. 阿奇霉素

    C. 克拉霉素   D. 克林霉素

    E. 乙酰螺旋霉素

8. 和盐水混合易出现沉淀的是

9. 对葡萄球菌引起的骨髓炎效果好的药物是

10. 大环内酯类中作用最弱的是

11. 可用于清除幽门螺杆菌的药物是

12. 对肺炎支原体作用最强的药物是

三、简答题

13. 简述红霉素的临床应用。

14. 大环内酯类及林可霉素类抗生素的用药护理应注意哪些方面?

参考答案

1. C   2. A   3. B   4. D   5. A   6. C   7. B   8. A   9. D   10. E   11. C   12. B

13. 红霉素在临床上常用于耐青霉素的金葡菌感染及对青霉素过敏者的敏感菌感染;军团菌引起的呼吸道感染;百日咳、白喉带菌者、支原体肺炎、衣原体肺炎等。

14. 大环内酯类及林可霉素类抗生素的用药护理应注意:①用药前详细询问本类药物的过敏史,过敏者禁用;了解患者是否有肝脏病史及是否用过对肝脏有损害的药物,避免在使用本类药物时加重肝损害。②本类药物大多数有明显的胃肠道反应,应嘱患者饭后服用;静脉滴注时应缓慢,避免出现局部疼痛和血栓性静脉炎。③用药期间重点监测患者的肝功能。注意观察患者的胃肠功能、听力及注射部位情况,发现问题及时处理。

第三十五章 氨基糖苷类和多黏菌素类抗生素

一、A 型题

1. 下列哪种药物不是氨基糖苷类抗生素

    A. 妥布霉素   B. 螺旋霉素

    C. 阿米卡星   D. 奈替米星

    E. 大观霉素

2. 链霉素目前临床应用较少的原因是

    A. 口服不易吸收   B. 肾毒性大

    C. 抗菌作用较弱   D. 易耐药且毒性较大

    E. 过敏反应发生率高

3. 耳、肾毒性最严重的氨基糖苷类药物是

    A. 卡那霉素   B. 庆大霉素

    C. 西索米星   D. 新霉素

    E. 链霉素

4. 氨基糖苷类抗生素的作用消除方式是

    A. 被钝化酶水解   B. 经肾小管分泌排出

    C. 经肝微粒体酶氧化灭活   D. 经乙酰化灭活

    E. 以原形经肾小球滤过排出

5. 过敏性休克发生率最高的氨基糖苷类药物是

    A. 庆大霉素   B. 妥布霉素

    C. 链霉素   D. 阿米卡星

    E. 大观霉素

6. 对铜绿假单胞菌及抗药金葡菌均有效的抗生素是

    A. 红霉素   B. 庆大霉素

    C. 青霉素 G   D. 螺旋霉素

    E. 苯唑西林

7. 治疗氨基糖苷类引起的神经肌肉阻滞应选用

    A. 氯化钙   B. 阿托品

    C. 肾上腺素   D. 琥珀胆碱

    E. 氯解磷定

8. 肾功能不良的患者铜绿假单胞菌感染可选用

    A. 红霉素   B. 庆大霉素

    C. 头孢哌酮   D. 多黏菌素

    E. 氨苄西林

9. 下列哪个不是氨基糖苷类抗生素的共性

    A. 在碱性环境中作用增强   B. 口服容易吸收

    C. 具有耳毒性、肾毒性   D. 链霉素对结核杆菌有杀灭作用

    E. 对革兰阴性杆菌作用明显

二、B 型题

10 ~ 15 题

    A. 链霉素   B. 阿米卡星

    C. 奈替米星   D. 大观霉素

    E. 多黏菌素

10. 对结核病有治疗作用的药物是

11. 用于难治性铜绿假单胞菌感染的药物是

12. 仅用于治疗淋病的药物是

13. 耳毒性最小的药物是

14. 肾毒性最小的药物是

15. 抗菌谱最广的氨基糖苷类抗生素是

三、简答题

16. 阐述氨基糖苷类抗生素的共性。

17. 使用氨基糖苷类抗生素一旦出现过敏性休克和急性中毒，其抢救措施如何？

参考答案

1. B 2. D 3. D 4. E 5. C 6. B 7. A 8. C 9. B 10. A 11. E 12. D 13. C 14. C 15. B

16. 氨基糖苷类抗生素的共性主要有：①体内过程：口服难吸收，常常注射给药，口服仅用于肠道感染或肠道手术的术前准备；90%以原形经肾脏排出，适用于泌尿道感染，碱化尿液抗菌活性增强。②抗菌谱：革兰阳性菌和革兰阴性菌，尤其对革兰阴性菌作用强。③抗菌机制：主要是抑制菌体蛋白质合成，属于静止期杀菌剂。④主要不良反应：耳毒性、肾毒性、神经肌肉麻痹、过敏反应。

17. 使用氨基糖苷类抗生素一旦出现过敏性休克和急性中毒，其抢救措施同青霉素过敏性休克的抢救，酌情加用钙剂和新斯的明。

第三十六章 广谱抗生素

一、A 型题

1. 氯霉素最严重的不良反应是
   A. 肝毒性
   B. 局部刺激
   C. 抑制骨髓造血
   D. 灰婴综合征
   E. 过敏性休克

2. 四环素类药物中抗菌作用最强的是
   A. 四环素
   B. 多西环素
   C. 金霉素
   D. 土霉素
   E. 米诺环素

3. 四环素的主要不良反应是
   A. 二重感染
   B. 过敏反应
   C. 骨髓造血功能抑制
   D. 灰婴综合征
   E. 胃肠反应

4. 8 岁以下儿童禁用四环素是因为
   A. 易致二重感染　　　　　　　　B. 胃肠道反应严重
   C. 影响骨、牙齿生长　　　　　　D. 易致脂肪肝
   E. 易致过敏反应

5. 下列何者抗菌谱最广
   A. 氨基糖苷类　　　　　　　　　B. 大环内酯类
   C. 青霉素类　　　　　　　　　　D. 四环素类
   E. 头孢菌素类

6. 治疗斑疹伤寒的首选药是
   A. 四环素　　　　　　　　　　　B. 氯霉素
   C. 青霉素 G　　　　　　　　　　D. 庆大霉素
   E. 红霉素

二、B 型题

7~11 题
   A. 氯霉素　　　　　　　　　　　B. 四环素
   C. 米诺环素　　　　　　　　　　D. 多西环素
   E. 万古霉素

7. 可引起骨髓抑制的是
8. 影响骨、牙齿生长发育的是
9. 半衰期为四环素类中最长的是
10. 作用为四环素类中最强的是
11. 有严重的耳、肾毒性的是

三、简答题

12. 四环素类药物和氯霉素均为广谱抗生素，为什么临床少用？

参考答案

1. C　2. E　3. A　4. C　5. D　6. A　7. A　8. B　9. C　10. C　11. E

12. 四环素类不良反应较多，易产生耐药性，且疗效不突出。氯霉素的不良反应严重。

第三十七章　人工合成抗菌药

一、A 型题

1. 第三代喹诺酮类药物对下列哪种病原微生物无效
   A. 大肠埃希菌　　　　　　　　　B. 铜绿假单胞菌

C. 真菌　　　　　　　　　　　D. 肺炎链球菌

E. 衣原体

2. 细菌性脑膜炎应选择哪种药治疗

    A. SIZ　　　　　　　　　　　B. SMZ

    C. SD　　　　　　　　　　　　D. SMD

    E. SD – Ag

3. TMP 的抗菌作用机制是

    A. 抑制二氢叶酸还原酶　　　　B. 抑制二氢叶酸合成酶

    C. 抑制 DNA 回旋酶　　　　　D. 抑制细胞壁的合成

    E. 影响胞浆膜通透性

4. 下列不适于肠道感染的药物是

    A. 吡哌酸　　　　　　　　　　B. 诺氟沙星

    C. 呋喃妥因　　　　　　　　　D. 环丙沙星

    E. 酞磺胺噻唑

5. 防治厌氧菌感染的首选药是

    A. 甲硝唑　　　　　　　　　　B. 甲氧苄啶

    C. 呋喃唑酮　　　　　　　　　D. 磺胺甲噁唑

    E. 环丙沙星

6. 预防磺胺药产生肾毒性的措施不包括

    A. 多饮水　　　　　　　　　　B. 长期用药应定期做尿液检查

    C. 与碳酸氢钠同服　　　　　　D. 酸化尿液

    E. 老年人及肾功能不全者慎用或禁用

7. 磺胺类药物的抗菌作用机制是

    A. 抑制蛋白质的合成　　　　　B. 抑制细胞壁的合成

    C. 抑制二氢叶酸还原酶　　　　D. 竞争二氢叶酸合成酶

    E. 影响胞浆膜通透性

8. 服用磺胺类药物时加服等量 $NaHCO_3$ 的目的是

    A. 促进药物吸收

    B. 减少胃肠道反应

    C. 增强抗菌活性

    D. 碱化尿液，增加磺胺及其代谢产物在尿液中的溶解度

    E. 减少骨髓抑制

9. 尿路感染最宜选用

    A. 磺胺嘧啶　　　　　　　　　B. 磺胺异噁唑

    C. 磺胺甲噁唑　　　　　　　　D. 磺胺米隆

    E. 磺胺醋酰

10. 某女，外阴瘙痒 2 天，阴道分泌物增多。医生诊断为阴道滴虫病，首选下列何

药治疗

    A. 甲硝唑   B. 红霉素

    C. 氧氟沙星   D. 呋喃妥因

    E. 氨苄西林

二、B 型题

11 ~ 15 题

    A. 甲硝唑   B. 左氧氟沙星

    C. 呋喃妥因   D. 呋喃唑酮

    E. SD

11. 流行性脑脊髓膜炎选用

12. 仅用于泌尿道感染的药物是

13. 仅用于肠道感染的药物是

14. 作为基础抗厌氧菌的药物是

15. 可用于治疗结核病的药物是

三、简答题

16. 磺胺类药物为什么常与甲氧苄啶组成复方制剂使用？

17. 急性肺炎患者，有癫痫病史。医生开具下列处方：0.1% 环丙沙星 2ml + 5% 葡萄糖注射液 100ml 静脉滴注。请问该处方是否合理？为什么？

参考答案

1. C   2. C   3. A   4. E   5. A   6. D   7. D   8. E   9. C   10. A   11. E   12. C   13. D   14. A   15. B

16. 磺胺药的作用机制是抑制叶酸合成酶，甲氧苄啶的作用机制是抑制二氢叶酸还原酶，两者合用，可双重阻断细菌叶酸的代谢，抗菌作用增强数倍至数十倍，甚至出现杀菌作用，并能减少耐药菌株的产生。

17. 不合理。环丙沙星有中枢神经系统反应，可诱发癫痫。

第三十八章 抗结核病药

一、A 型题

1. 各型结核病的首选药是

    A. 链霉素   B. 利福平

    C. 异烟肼   D. 乙胺丁醇

    E. 吡嗪酰胺

2. 应用异烟肼时，常合用维生素 B_6 的目的是

    A. 增强疗效　　　　　　　　　B. 预防周围神经炎

    C. 延缓耐药性　　　　　　　　D. 减轻肝损害

    E. 预防过敏反应

3. 可用于耐药金葡菌感染的抗结核病药是

    A. 利福平　　　　　　　　　　B. 异烟肼

    C. 链霉素　　　　　　　　　　D. 吡嗪酰胺

    E. 乙胺丁醇

4. 可引起球后视神经炎的抗结核病药是

    A. 利福平　　　　　　　　　　B. 链霉素

    C. 异烟肼　　　　　　　　　　D. 乙胺丁醇

    E. 吡嗪酰胺

5. 初治肺结核患者短程化疗中应包括的两种药物是

    A. 异烟肼和链霉素　　　　　　B. 异烟肼和利福平

    C. 异烟肼和乙胺丁醇　　　　　D. 利福平和链霉素

    E. 利福平和吡嗪酰胺

6. 对肝脏无明显损害作用的抗结核病药是

    A. 异烟肼　　　　　　　　　　B. 利福平

    C. 链霉素　　　　　　　　　　D. 乙胺丁醇

    E. 吡嗪酰胺

7. 异烟肼与利福平合用易造成

    A. 胃肠道反应加剧　　　　　　B. 增强肝毒性

    C. 增加中枢损害　　　　　　　D. 过敏反应

    E. 血液系统损害

8. 以下何药应在饭前服用，以利于吸收

    A. 利福平　　　　　　　　　　B. 乙胺丁醇

    C. 对氨基水杨酸钠　　　　　　D. 丙硫异烟胺

    E. 红霉素

9. 异烟肼长期大剂量应用易引起

    A. 巨幼红细胞性贫血　　　　　B. 维生素 B_1 缺乏

    C. 耳聋　　　　　　　　　　　D. 周围神经炎

    E. 肾功能损害

10. 可作为结核病预防用药的药物是

    A. 异烟肼　　　　　　　　　　B. 利福平

    C. 乙胺丁醇　　　　　　　　　D. 吡嗪酰胺

    E. 对氨基水杨酸钠

11. 对氨基水杨酸钠的突出优点是
    A. 抗菌力强　　　　　　　　　B. 穿透力强
    C. 抗菌谱广　　　　　　　　　D. 耐药性产生较慢
    E. 肝损害较小

12. 患者，男，28岁，患结核性腹膜炎。在抗结核病治疗中，出现失眠、神经错乱。产生这种不良反应的药物可能是
    A. 利福平　　　　　　　　　　B. 对氨基水杨酸钠
    C. 乙胺丁醇　　　　　　　　　D. 吡嗪酰胺
    E. 异烟肼

13. 对氨基水杨酸钠是一种抑制结核分枝杆菌的药物，在抗结核治疗中常与异烟肼、利福平、吡嗪酰胺或乙胺丁醇合用，联合用药的目的是
    A. 减少异烟肼的神经毒性
    B. 增强吡嗪酰胺的抗菌作用
    C. 使结核分枝杆菌对其他药物敏感
    D. 延缓结核分枝杆菌耐药性产生
    E. 减缓乙胺丁醇对视神经的损害

二、简答题

14. 患者，女，30岁，因午后低热、食欲减退、全身疲乏无力、夜间盗汗3个月，咳嗽、咯血1周入院。经临床多项检查后，诊断为肺结核。你认为可用什么药物治疗？用药期间应如何护理患者？

15. 为什么抗结核病药常需联合使用？

参考答案

1. C　2. B　3. A　4. D　5. B　6. C　7. B　8. A　9. D　10. A　11. D　12. E　13. D

14. 该患者可用异烟肼、利福平等抗结核药物治疗。用药期间应注意：①详细询问患者的用药史、过敏史、不良反应史及肝脏病史，是否用过对肝脏有损害的药物，避免在使用本类药物时加重肝损害。②用药期间应告知患者定期检查肝功能。③注意患者有无过敏反应发生，如皮疹、发热、粒细胞减少等。④注意患者有无肌肉萎缩、痉挛、四肢麻木等周围神经炎表现，若有需加用维生素 B_6 治疗。⑤利福平宜晨起空腹服用，其排泄物可将尿液、唾液、泪液等染成橘红色，应提前告知患者对健康无影响。⑥由于患者服药后恶心呕吐、食欲下降，会加重营养不良，故应保持足够的热量供应、补充优质蛋白、补充足够的维生素及钙、饮食宜清淡。用药期间忌烟、酒、浓茶、咖啡等。

15. 结核病患者若单用一种抗结核药，结核分枝杆菌极易产生耐药性。联合用药的目的是延缓耐药性的产生，提高疗效。

第三十九章　抗真菌药和抗病毒药

一、A 型题

1. 治疗深部真菌感染的首选药是
   A. 氟胞嘧啶
   B. 灰黄霉素
   C. 酮康唑
   D. 制霉菌素
   E. 两性霉素 B

2. 局部用药对阴道念珠菌和阴道滴虫都有效的药是
   A. 氟胞嘧啶
   B. 灰黄霉素
   C. 酮康唑
   D. 制霉菌素
   E. 两性霉素 B

3. 单纯疱疹病毒感染的首选药是
   A. 利巴韦林
   B. 阿昔洛韦
   C. 金刚烷胺
   D. 碘苷
   E. 阿糖腺苷

4. 对 RNA 病毒和 DNA 病毒均有作用的广谱抗病毒药是
   A. 金刚烷胺
   B. 阿糖腺苷
   C. 利巴韦林
   D. 阿昔洛韦
   E. 吗啉胍

5. 既有免疫调节作用又有抗恶性肿瘤作用的抗病毒药是
   A. 干扰素
   B. 阿昔洛韦
   C. 利巴韦林
   D. 吗啉胍
   E. 阿糖腺苷

6. 抗艾滋病病毒的首选药是
   A. 司坦夫定
   B. 拉米夫定
   C. 沙奎那韦
   D. 齐多夫定
   E. 奈韦拉平

7. 对深、浅部真菌感染均有强大抗菌活性的药物是
   A. 两性霉素 B
   B. 灰黄霉素
   C. 酮康唑
   D. 制霉菌素
   E. 氟胞嘧啶

8. 能治疗帕金森病的抗病毒药是
   A. 干扰素
   B. 吗啉胍
   C. 氟胞嘧啶
   D. 聚肌胞
   E. 金刚烷胺

9. 患者，女，36 岁。近 2 天腰部皮肤出现针刺样疼痛，局部见疱疹，沿腰部呈环形分布，诊断为腰部带状疱疹，应选用的药物是

    A. 利巴韦林   B. 阿昔洛韦

    C. 制霉菌素   D. 异烟肼

    E. 庆大霉素

二、B 型题

10 ~ 11 题

    A. 克霉唑   B. 咪康唑

    C. 酮康唑   D. 氟康唑

    E. 伊曲康唑

10. 毒性反应发生率最低的唑类抗真菌药物是

11. 易通过血脑屏障的抗真菌药物是

三、简答题

12. 患者，男，60 岁。因糖尿病合并皮肤感染长期服用四环素后咽部出现白色薄膜，不曾在意。近来因消化不良、腹泻而就医，诊断为白色念珠菌病。请问，可用什么药物治疗？用药期间应如何护理？

13. 简述常用抗病毒药阿昔洛韦、利巴韦林、干扰素的临床用途。

参考答案

1. E   2. D   3. B   4. C   5. A   6. D   7. C   8. E   9. B   10. D   11. D

12. 该患者可选用酮康唑或氟康唑等抗真菌药治疗。用药期间应注意：①嘱患者坚持按时、按量合理用药，不能随意停药，以保证疗效；②注意监测肝功能及有无过敏反应；③注意药物相互作用。多数唑类抗真菌药为肝药酶抑制剂，合用经肝药酶代谢的药物时（如地高辛、华法林、环孢素等）注意调整剂量，观察有无不良反应发生。

13. 阿昔洛韦为治疗单纯疱疹病毒感染的首选药。局部应用可治疗疱疹性角膜炎、单纯疱疹和带状疱疹；口服或静注可治疗单纯疱疹脑炎、生殖器疱疹、免疫缺陷患者单纯疱疹感染等。

利巴韦林临床主要用于治疗甲型及乙型流感、流行性出血热、疱疹、麻疹、呼吸道合胞病毒肺炎和支气管炎、腺病毒肺炎、甲型及丙型肝炎等。

干扰素可用于治疗流感、病毒性角膜炎、带状疱疹、慢性乙型和丙型肝炎等；还可用于抗肿瘤、调节免疫。

第四十章 抗寄生虫药

一、A 型题

1. 既能控制疟疾复发，又能阻止疟疾传播的药物是
   A. 氯喹
   B. 乙酰嘧啶
   C. 伯氨喹
   D. 奎宁
   E. 青蒿素

2. 进驻疟疾高发区前，用于病因性预防的药物是
   A. 氯喹
   B. 伯氨喹
   C. 青蒿素
   D. 奎宁
   E. 乙胺嘧啶

3. 患者，男，33 岁，因食用未煮熟的米猪肉，出现癫痫发作，伴头痛、视力模糊、颅内压升高等症状，经检查，确诊为脑囊虫病。可用下列何药治疗
   A. 阿苯达唑
   B. 甲硝唑
   C. 青蒿素
   D. 奎宁
   E. 乙胺嘧啶

4. 治疗阴道滴虫病的首选药是
   A. 甲硝唑
   B. 乙酰胂胺
   C. 氯喹
   D. 阿苯达唑
   E. 甲苯达唑

5. 氯喹过量可引起下列哪种不良反应
   A. 急性溶血性贫血
   B. 自身免疫性疾病
   C. 诱发高血压
   D. 视力障碍
   E. 心动过速

6. 阿米巴肝脓肿首选
   A. 氯喹
   B. 甲硝唑
   C. 巴龙霉素
   D. 二氯尼特
   E. 卡巴胂

7. 关于甲硝唑描述错误的是
   A. 口服易吸收，对急性阿米巴痢疾疗效差
   B. 是阿米巴肝脓肿的首选药
   C. 常用于治疗阴道滴虫病
   D. 亦用于治疗厌氧菌感染
   E. 以上都不是

8. 对于肠道多种蠕虫感染的有广谱驱虫作用的药物是

A. 阿苯达唑　　　　　　　　　B. 哌嗪

C. 左旋咪唑　　　　　　　　　D. 氯硝柳胺

E. 恩波吡维铵

二、B 型题

9~12 题

A. 氯喹　　　　　　　　　　　B. 乙胺嘧啶

C. 伯氨喹　　　　　　　　　　D. 奎宁

E. 青蒿素

9. 控制疟疾症状的首选药是

10. 耐氯喹的恶性脑型疟患者宜选用

11. 哪个药物过量可引起视力障碍

12. 既可控制疟疾症状，又可治疗肠外阿米巴病的药物是

三、简答题

13. 患者，女，38 岁，近两日呈间歇性寒战，寒战停止后继以高热，随后开始大量出汗，病情反复呈周期性规律性发作。临床检查：贫血、脾大，血涂片查到疟原虫。诊断为疟疾。请问：可用什么药物来治疗？用药期间应如何护理患者？

14. 抗阿米巴病药如何选用？

参考答案

1. C　2. E　3. A　4. A　5. C　6. B　7. A　8. A　9. A　10. E　11. A　12. A

13. 该患者正处于症状发作期，可用氯喹治疗。用药期间注意可能出现轻度头痛、头晕、胃肠道不适和皮肤瘙痒、皮疹等。长期大剂量应用要注意以下不良反应：①心脏毒性，常见心动过缓，甚至心跳停止；②视力、听力、肝功能、肾功能、造血系统的毒性。

14. 治疗阿米巴病应以病变部位为依据选药：①抗肠内、肠外阿米巴病药：甲硝唑、依米丁；②抗肠外阿米巴病药：氯喹；③抗肠内阿米巴病药：二氯尼特等。

第四十一章　抗恶性肿瘤药

一、A 型题

1. 抗肿瘤药物最严重的不良反应为

A. 心脏毒性　　　　　　　　　B. 神经毒性

C. 耐药性　　　　　　　　　　D. 耳毒性

E. 抑制骨髓造血

2. 主要用于治疗各种鳞状上皮癌的药是

  A. 丝裂霉素   B. 博莱霉素

  C. 环磷酰胺   D. 塞替派

  E. 白消安

3. 用于治疗儿童急性淋巴细胞白血病的药是

  A. 环磷酰胺   B. 塞替派

  C. 丝裂霉素   D. 长春新碱

  E. 巯嘌呤

4. 对急性淋巴细胞性白血病疗效较好且对骨髓无抑制作用的药是

  A. 丙酸睾酮   B. 己烯雌酚

  C. 糖皮质激素   D. 环磷酰胺

  E. 长春新碱

5. 能引起骨髓强烈抑制的药是

  A. 复方新诺明   B. 环磷酰胺

  C. 阿司匹林   D. 苯巴比妥

  E. 保泰松

6. 下列哪种抗肿瘤药物属于烷化剂

  A. 甲氨蝶呤   B. 巯嘌呤

  C. 环磷酰胺   D. 长春新碱

  E. 阿糖胞苷

7. 对恶性淋巴瘤疗效显著的是

  A. 巯嘌呤   B. 阿糖胞苷

  C. 塞替派   D. 环磷酰胺

  E. 顺铂

8. 抗叶酸代谢的药物是

  A. 塞替派   B. 甲氨蝶呤

  C. 高三尖杉酯碱   D. 环磷酰胺

  E. 氟尿嘧啶

9. 氟尿嘧啶对下列哪种肿瘤疗效较好

  A. 恶性淋巴瘤   B. 肝癌

  C. 绒毛膜上皮细胞癌   D. 膀胱癌

  E. 结肠癌

10. 治疗前列腺癌常选用

  A. 环磷酰胺   B. 高三尖杉酯碱

  C. 丙酸睾酮   D. 己烯雌酚

  E. 阿霉素

二、B 型题

11～14 题

    A. 柔红霉素   B. 博来霉素   C. 长春新碱

    D. 氟尿嘧啶   E. 环磷酰胺

11. 易发生出血性膀胱炎的是

12. 对外周神经损害较重的是

13. 可引起肺纤维化的是

14. 使用时应注意心脏毒性的是

三、简答题

15. 根据细胞增殖周期，抗恶性肿瘤药可分为几类？各代表药有哪些？

16. 患者，女，20 岁，面色苍白、咽痛、畏寒、发热、牙龈出血、鼻出血。查体：T 39℃，P 108 次/分，R 24 次/分，BP 120/82mmHg。贫血貌，肝、脾、淋巴结肿大。实验室检查：Hb 70g/L，WBC 18×10^9/L，血小板 28×10^9/L，幼稚细胞 79%，骨髓增生活跃。诊断为急性白血病。请问：该患者可用什么药物治疗？用药期间应如何护理？

参考答案

1. E 2. B 3. E 4. E 5. B 6. C 7. D 8. B 9. E 10. D 11. E 12. C
13. B 14. A

15. 根据细胞增殖周期，抗恶性肿瘤药可分为：①周期非特异性药物：如环磷酰胺、白消安、塞替派、顺铂、丝裂霉素、博来霉素、激素等。②周期特异性药物：作用于 S 期的药物有甲氨蝶呤、氟尿嘧啶、巯嘌呤、阿糖胞苷、羟基脲等；作用于 M 期的药物有长春碱、长春新碱等。

16. 该患者可选用阿糖胞苷、巯嘌呤、环磷酰胺、长春新碱等中的任意药物，通过合理的给药方案进行治疗。

用药护理应做到：①加强病室管理。②做好用药前指导。③保护血管。④定期查血象，注意个人和饮食卫生，严格执行无菌操作，尽量避免接触患有感染的其他人，防止意外损伤，预防感染和出血。⑤化疗期间要给予无刺激性软食，保持口腔清洁，采用消毒液漱口。对于口腔疼痛进食困难者，给予局麻药含漱、喷雾，止痛后再进食；也可用碘甘油、溃疡贴膜等药物，促进溃疡愈合。⑥化疗期间应鼓励患者大量饮水，记录每天水的出入量，要保持尿量在 2000～3000ml 以上，对摄入量足够、尿量少者，应给予利尿剂；同时碱化尿液加速药物的排出，在每次排尿后测尿液 pH 值，要定期检查肾功能。⑦用药前与用药时要检查肝功能。⑧做好患者的思想疏导工作，解除精神压力。告知其脱发是可逆的，也可用止血带捆扎于发际或戴冰帽，对脱发有预防效果。

第四十二章　解毒药

A 型题

1. 亚硝酸钠解除氰化物中毒的机制是
    A. 直接夺取氰化细胞色素氧化酶中的氰离子
    B. 使氰离子转化为无毒物质
    C. 间接夺取氰化细胞色素氧化酶中的氰离子
    D. 使氰化高铁血红蛋白还原
    E. 间接夺取氰化细胞色素氧化酶中的氧离子

2. 氰化物中毒的机制是
    A. 抑制含巯基酶   B. 抑制磷酸二酯酶
    C. 抑制单胺氧化酶   D. 抑制细胞色素氧化酶
    E. 兴奋磷酸二酯酶

3. 二巯丙醇对下列中毒解救效果最好的是
    A. 砷中毒   B. 铜中毒
    C. 锑剂中毒   D. 铅中毒
    E. 锌中毒

4. 关于二巯丙醇，正常的叙述是
    A. 复活胆碱酯酶而解毒   B. 对铅中毒解救效果最好
    C. 治疗时应足量反复应用   D. 不良反应少
    E. 小剂量反复应用

5. 对锑剂中毒解救效果最好的药物是
    A. 二巯丙醇   B. 二巯丁二钠
    C. 青霉胺   D. 依地酸钙钠
    E. 亚甲蓝

6. 青霉胺解毒效果最明显的是
    A. 铝中毒   B. 汞中毒
    C. 铜中毒   D. 砷中毒
    E. 锑中毒

7. 依地酸钙钠主要用于解救
    A. 铜中毒   B. 铬中毒
    C. 铅中毒   D. 镉中毒
    E. 锑中毒

8. 硫代硫酸钠解救氰化物中毒的机制是
    A. 复活细胞色素氧化酶   B. 复活含巯基酶

  C. 复活胆碱酯酶   D. 与 CN^- 结合生成无毒物

  E. 抑制含巯基酶

9. 长期应用青霉胺时应加服

  A. 维生素 B_1 B. 维生素 B_2

  C. 维生素 B_6 D. 维生素 B_{12}

  E. 维生素 A

参考答案

1. C   2. D   3. A   4. C   5. B   6. C   7. C   8. D   9. C

××市人民医院门诊处方笺

2013 年 2 月 4 日

费别：普通医保　　性别：　女　　No：25147

姓名：冯洁　　年龄：55 岁　　住院号：＿＿＿

ID：2002576732　　科室：肾内科　　床位号：＿＿＿　　临床诊断：　配药

Rp

还少胶囊　　0.42×50 粒　　5 盒

用法：5 粒　口服　Tid　　摆药机器号：1

医师签名：蔡岭萍　　　　　　　　　　　　　　　　　　　　合计：241 元

打印日期：2013 年 2 月 4 日　　审核、核对、发药：方园园　　　　处方当日有效

彩图 1　普通门诊处方

××市人民医院处方（急诊处方）

患者编号：2000674421

姓名：　王立军　　　性别：　男　　　年龄：15 岁　　　单位：＿＿

收费类别：自费　　　就诊科室：急诊科　　医嘱日期：2013－3－20　07：04：57

诊断：支气管炎

Rp

蓝岑口服液　　10ml×12 支×1 盒

Sig：10ml 口服 Tid

医师签名：范晓东　　审核、调配：　　　核对、发药：张丹

注：处方当日有效，涂改无效！

彩图 2　急诊处方

××市人民医院处方（儿科处方）

患者编号：2000373136

姓名：__耿函琪__	性别：__女__	年龄：__1岁3个月__	单位：____
收费类别：自费	就诊科室：儿童普内科	医嘱日期：2012－5－20　09：19：17	

诊断：急性扁桃体炎

Rp

    健儿清解液　　　100ml×1 瓶

    Sig：2ml　口服　Tid

医师签名：徐爱华　　　　审核、调配：　　　　　核对、发药：徐扬

注：处方当日有效，涂改无效！

彩图3　儿科处方

"麻"

××市人民医院处方

NO. 0065951

遗失不补　修改作废　当日有效（费用：医保、自费、保险、其他）

姓名_____　性别_____　年龄_____　日期____年___月___日

门诊或住院号_____　科别_____　床号_____

身份证号_____　单位或住址_____

代办人姓名_____　性别_____　年龄_____　身份证号_____

病情及诊断：_____

Rp：

医师签名_____　　　　药品金额_____

调配、核对签名_____　　审核、发药签名_____

彩图4　麻醉药品处方

××市人民医院处方

NO. 0015982

遗失不补 修改作废 当日有效（费用：医保、自费、保险、其他）

姓名_____ 性别_____ 年龄_____ 日期_____年_____月_____日

门诊或住院号_____ 科别_____ 床号_____

身份证号_____ 单位或住址_____

代办人姓名_____ 性别_____ 年龄_____ 身份证号_____

病情及诊断：_____

Rp：

医师签名_____ 药品金额_____

调配、核对签名_____ 审核、发药签名_____

彩图5　第一类精神药品处方

××市人民医院处方

NO. 0048759

遗失不补　涂改作废　当日有效（费用：医保、自费、保险、其他）

姓名_____ 性别_____ 年龄_____ 日期_____年_____月_____日

门诊或住院号_____ 科别_____ 床号_____

身份证号_____ 单位或住址_____

代办人签名_____ 性别_____ 年龄_____ 身份证号_____

病情及诊断_____

Rp：

医师签名_____ 药品金额_____

调配、核对签名_____ 审核、发药签名_____

彩图6　第二类精神药品处方

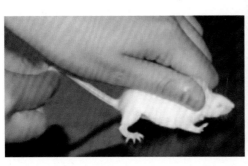
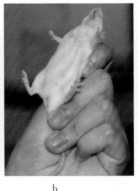
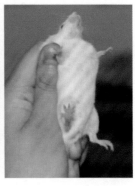

a
b
c

彩图 7 小鼠捉拿法

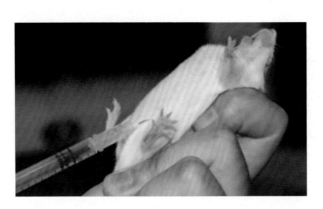

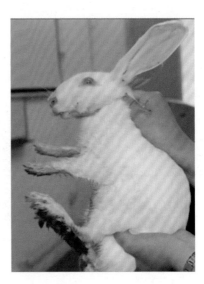

彩图 8 小鼠腹腔注射法

彩图 9 家兔捉拿法

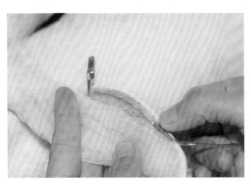

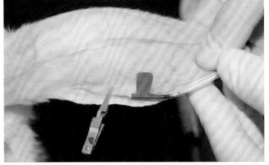

a
b

彩图 10 家兔耳缘静脉注射法